ULLSTEIN

Das Buch

Immer mehr Kinder haben Übergewicht. Gegen diese alarmierende Tatsache anzukämpfen ist wichtig, aber nicht immer leicht. Rat und Hilfe bietet das bundesweit arbeitende Gesundheitsprogramm Moby Dick. Übergewichtige Kinder können dort über ihre Sorgen sprechen und lernen, wie man sich gesund und lustvoll ernährt, sportlich aktiv wird und das Selbstbewusstsein stärkt.
Praktische Tipps, Hintergrundinformationen, Wochenpläne und jede Menge Rezepte bietet Ihnen dieses Buch. Die Initiatorin und Leiterin von Moby Dick und ein äußerst kompetenter Ernährungswissenschaftler taten ihre Erfahrungen und ihr Wissen zusammen, um Kindern und Eltern eine echte Hilfe an die Hand zu geben. Damit macht es wirklich Spaß, dem Übergewicht den Kampf anzusagen oder ihm rechtzeitig vorzubeugen.

Die Autoren

Dr. Christiane Petersen ist Schulärztin und war früher Lehrerin. Sie rief das inzwischen sehr bekannte und viel gefragte Moby-Dick-Programm ins Leben, das sich – gemäß den Empfehlungen der deutschen Adipositasgesellschaft – mit viel Spaß und fachlicher Hilfe an übergewichtige Kinder und deren Eltern wendet.
Dr. Michael Hamm ist Professor für Oecotrophologie in Hamburg. Als Autor populärwissenschaftlicher Bücher hat er vor Jahren schon Gesundheit und Freude bei der Ernährung von Kindern und Jugendlichen zu verbinden gewusst.

Dr. Christiane Petersen
Prof. Dr. Michael Hamm

Moby Dicks
Spaß-Diät für Kinder

Spielend leicht in Form

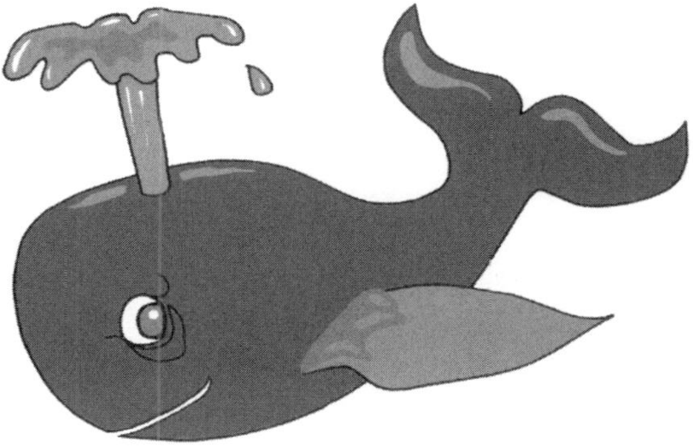

Ullstein

Besuchen Sie uns im Internet:
www.ullstein-taschenbuch.de

Umwelthinweis:
Dieses Buch wurde auf chlor- und säurefreiem Papier gedruckt.

Ullstein Verlag
Ullstein ist ein Verlag des Verlagshauses
Ullstein Heyne List GmbH & Co. KG.
Originalausgabe
1. Auflage März 2003
2. Auflage 2003

Redaktion: Stefanie Menzel, München
Umschlaggestaltung: Petra Soeltzer, Düsseldorf
Titelabbildung: Petra Soeltzer, nach dem Logo von
Moby Dick – Gesundheitsprogramm für übergewichtige Kinder
Abbildungen im Innenteil: Spaß-Diät-Ampel: Petra Soeltzer;
Zeichnungen: Teilnehmer am Moby-Dick-Programm; Foto: Dr. Christiane Petersen.
Trotz aller Bemühungen konnten nicht alle Bildrechteinhaber
ermittelt werden. Wir bitten gegebenenfalls um freundliche Nachricht.

Satz: Schaber Satz- und Datentechnik, Wels
Druck und Bindearbeiten: Ebner & Spiegel, Ulm
Printed in Germany
ISBN 3-548-36683-X

Inhalt

Kapitel 5

Geleitwort

Als niedergelassene Kinder- und Jugendärzte kennen wir alle das Problem der übergewichtigen Kinder und Jugendlichen mit ihren erheblichen Risiken im späteren Lebensalter. Wir kennen auch die Probleme der Therapiemöglichkeiten, die in der Praxis sehr eingeschränkt sind, da sie mit hohem Zeitaufwand verbunden sind und die Kooperation oft sehr schlecht ist: Die Kinder und Jugendlichen kommen nicht mehr zum Kontrolltermin, wenn sie wieder an Gewicht zugenommen haben. Manchmal wechseln sie wegen ihres schlechten Gewissens auch den Arzt, in der Hoffnung, nicht auf ihr Gewicht angesprochen zu werden.

Das Moby-Dick-Programm bietet hier eine sehr gute Möglichkeit, wohnortnah ambulant eine erfolgversprechende Therapie durchzuführen. Die Kombination Spaßdiät, Kochkurs, Bewegungssport und psychologische Betreuung über zwölf Monate hinweg bewirkt nicht nur eine Gewichtsreduktion, sondern eröffnet durch Erfolgserlebnisse und positives Selbstwertgefühl einen dauerhaften Leitweg für das weitere Leben. Die Einbindung der Eltern in das Programm ist für den Erfolg sehr entscheidend. Hier lernen manche übergewichtigen Eltern auch ihr eigenes Gewicht zu reduzieren.

Frau Dr. Petersen ist zu danken, dass sie das von ihr geleitete Programm und ihre Erfahrungen in diesem Buch zusammengefasst hat. Hervorzuheben sind die Wochenpläne mit konkreten Beispielen des Ernährungsfahrplans. Sie unterstützt damit ihre eigene Arbeit sowie die Arbeit in unserer Praxis. Die Prävention des Übergewichts muss bereits im

Säuglingsalter beginnen; sie erspart den Kindern und Jugendlichen dadurch negative Erlebnisse und dem Gesundheitssystem später hohe Behandlungskosten. Möge dieses Buch daher eine weite Verbreitung finden.

Dr. Michael Zinke
Vorsitzender des Berufsverbandes
der Kinder- und Jugendärzte
im Landesverband Hamburg

Internet: www.kinderaerzte-im-netz.de

Danksagung

Wir danken:

Aline Bruegel
Janna Brunkhorst
Kristina Jacobs
Monika Kletta
Dörte Kuhn
Ina Lasarzik
Dr. Gernot Schmahlfeldt
Hanna Wittke-Molt

für ihre Hilfe!

Vorwort

Herzlichen Glückwunsch, mit dem Erwerb dieses Buches haben Sie einen wichtigen Schritt unternommen. Was hat Sie dazu bewogen? Ist Ihr eigenes Kind übergewichtig und Sie als Mutter machen sich nun Vorwürfe, weil Sie meinen, es als Baby »überfüttert« zu haben? Haben Sie als Vater Gewissensbisse, weil Sie sich mehr um Ihren Job als um Ihren Sprössling gekümmert haben? Oder suchen Sie einfach nur Rat und Hilfe für ein Kind im Bekanntenkreis, das aufgrund seiner Körperfülle von allen gehänselt wird?

Wir möchten mit diesem Buch Ihnen und Ihrem Kind helfen. Zerbrechen Sie sich nicht weiter den Kopf und suchen Sie nicht länger nach Schuldigen. Das nützt niemandem. Blicken Sie lieber nach vorne statt nach hinten. Die erste Hürde haben Sie ja bereits genommen: Sie haben sich zum Handeln entschlossen. Nun geht es los, Schritt für Schritt.

Kapitel 1

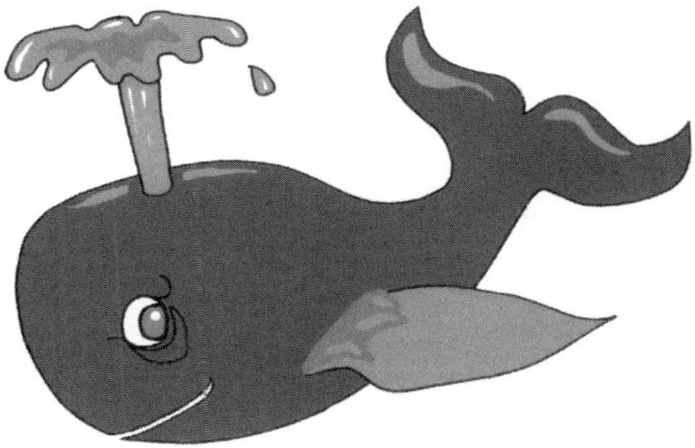

Generation XXL

Hautenge Jeans, bauchfreie Hemdchen, Piercing im Nabel, Plateauschuhe – auf derartige Modetrends verzichten übergewichtige Kinder und Jugendliche oft freiwillig. Stattdessen sind Schlabberhosen angesagt und T-Shirts, schon im Grundschulalter groß wie Zelte. »Die Jugend nimmt zu«, »Deutschlands Kinder immer dicker«, »Adipositas bei Kindern – die Lawine rollt«. So oder ähnlich lauten die Überschriften in der aktuellen Tages- und Fachpresse. Heute hat jedes vierte bis fünfte Kind bereits bei der Einschulung Gewichtsprobleme. Jeder vierte Jugendliche ist zu dick. Vergleicht man diese Zahlen mit vor 25 Jahren erhobenen Daten, so ergibt sich ein erschreckendes Bild: In der Gruppe der 5- bis 7-Jährigen hat sich die Anzahl dicker Kinder mehr als verdoppelt, bei den 10-Jährigen sogar vervierfacht. Die meisten von ihnen werden zeitlebens übergewichtig bleiben, wenn nicht rechtzeitig und wirksam gegengesteuert wird.

Sollte der Trend anhalten, so wird im Jahr 2040 jeder zweite Erwachsene adipös, also deutlich übergewichtig sein. Diese Entwicklung hat schon heute einen hohen Preis. In den Industrieländern führt Übergewicht weltweit die Liste der Gesundheitsrisiken an. Damit ist die Bekämpfung von Bewegungsmangel und ungünstigen Essgewohnheiten derzeit eine der größten Herausforderungen für unser Gesundheitswesen. Die überzähligen Pfunde sind somit auch ein ernst zu nehmendes gesellschaftliches Problem geworden.

Gefährliche Jahre für die Figur

Übergewicht kann sich in jedem Alter entwickeln. Besonders kritische Lebensabschnitte sind jedoch die frühe Kindheit, die Pubertät, das junge Erwachsenenalter, eine Schwangerschaft, die Wechseljahre und das höhere Lebensalter, so der Ernährungsmediziner Manfred J. Müller von der Universität Kiel.

Der Gewichtskontrolle und dem Vorbeugen von Übergewicht in jungen Jahren kommt jedoch eine ganz besondere Bedeutung zu. Natürlich müssen Kinder zunehmen. Schließlich befinden sie sich in der Wachstumsphase. Aus diesem Grund ist auch bei Kindern und Jugendlichen das Ziel weniger eine Gewichtsabnahme um jeden Preis und schon gar nicht durch strenge Diät. Vielmehr geht es darum, eine dem Alter des Kindes entsprechende körperliche Entwicklung sicherzustellen. Und dazu gehört angemessenes Wachstum in die Höhe und nicht in die Breite.

Natürlich gibt es Kinder, die mit ihrem Übergewicht keine Probleme haben. Die meisten jedoch leiden erheblich darunter. Viele übergewichtige Kinder haben keine Freunde. Niemand möchte mit ihnen spielen. Von Gleichaltrigen werden sie oft behandelt, als hätten sie eine ansteckende Krankheit.

Dicksein – mehr als nur ein optisches Problem

Deutlich übergewichtige, also adipöse Kinder und Jugendliche werden nicht zuletzt auf Grund des allgemein propagierten Schlankideals zu Außenseitern abgestempelt und als Verlierer abgelehnt. Dabei sind Gleichaltrige unbarmherzig und machen mit ihren Hänseleien und durch Spott den

Adipösen das Leben oft zur Hölle. Begrüßungen wie »Was willst du denn hier, du fette Sau?«, »Hau ab, du rosa Ferkel!«, »lahme Ente« oder »Gehwegpanzer« treffen die meisten Kinder bis ins Mark und sind dabei noch nicht die schlimmsten Beleidigungen. Die vielen Pfunde sind eben stets sichtbar und lassen sich nicht verheimlichen.

Häufig setzen die Eltern ihre übergewichtigen Kinder zusätzlich unter Druck und stellen sie als Versager hin, anstatt mit ihnen gemeinsam ein angemessenes Ess- und Bewegungsverhalten zu entwickeln. Allein gelassen resignieren die betroffenen Kinder schließlich und verlieren jegliches Selbstwertgefühl. Aus Frust über die Ausgrenzung fängt das übergewichtige Kind an, noch mehr zu essen. Ein Teufelskreis ist in Gang gesetzt und wird zum Wegbereiter für ernsthafte Essstörungen.

FAZIT

Übergewichtige Kinder müssen unbedingt gemeinsam mit ihren Eltern beraten und geschult werden. Denn Grundvoraussetzungen für ein stabiles Selbstwertgefühl des Kindes sind Geborgenheit, Verständnis und Zuwendung seitens der Eltern.

Dicksein kann krank machen

Übergewicht kann regelrecht zu einer gesundheitlichen Belastung werden. Gelenkprobleme treten auf und das Risiko für Zuckerkrankheit, Fettstoffwechselstörungen, Bluthochdruck, Gicht und Herz-Kreislauf-Erkrankungen steigt. Der früher nur bei älteren Menschen diagnostizierte »Altersdiabetes« (Typ-2-Diabetes) bahnt sich immer häufiger schon bei dicken Jugendlichen an. Übergewichtige kommen schnell außer Puste und japsen nach Luft, denn ihre Lungenfunktion ist durch die vielen Pfunde eingeschränkt. Am schwersten aber wiegt die Tatsache, dass aus dicken Kindern in der Regel später dicke Erwachsene werden.

Schicksal oder eigenes Verschulden?

Schon lange diskutieren Wissenschaftler darüber, ob es für Übergewicht eine erbliche Veranlagung gibt oder nicht. Auslöser der Spekulationen war die Beobachtung, dass Übergewicht in bestimmten Familien – zum Teil über Generationen – gehäuft auftritt. Bringen beide Eltern deutlich zu viele Pfunde auf die Waage, liegt das Risiko eines Kindes, zu dick zu werden, immerhin bei 80 Prozent. Wissenschaftlich betrachtet kann Übergewicht viele Gründe haben. Die Adipositasforschung verfolgt daher auch eine ganze Reihe von Strategien zur Gewichtsregulation. Früher wurde ein dicker Mensch ausgelacht und selbst von Fachleuten nur mild belächelt, wenn er sagte: »Ich brauche ein Eis nur anzusehen und schon werde ich dick.« Es herrschte einfach die Meinung, ein dicker Mensch habe sein Übergewicht nach dem Motto »Von nichts kommt nichts« ausschließlich seiner maßlosen Fresserei zu verdanken. Heute ist man schlauer. Dass die Vererbung eine Rolle spielt, ist inzwischen wissenschaftlich bewiesen, und kein Fachmann bestreitet mehr den Einfluss der Erbanlagen. Man ist sich nur noch nicht einig darüber, wie hoch der Anteil der Gene ist. Die Angaben schwanken zwischen 30 und 70 Prozent. Bei Studien mit adoptierten Kindern und getrennt aufgezogenen Zwillingspaaren zeigte sich, dass das Gewichtsverhalten der adoptierten Kinder sehr stark dem der leiblichen Eltern entsprach. Getrennte Zwillinge wiesen in der Regel auch bei unterschiedlichen sozialen Verhältnissen eine ganz ähnliche Gewichtsentwicklung auf. Wenn Übergewicht innerhalb von Familien gehäuft vorkommt, so sind die Gene aber oftmals nicht die alleinigen Schuldigen. Vielmehr hat sich nicht selten die Vorliebe für fette Würste oder Sahnetorte traditionell von der Oma auf die Mutter und von der Mutter auf das Kind »vererbt«. Denn neben vielem anderen werden innerhalb von Familien leider auch übergewichtsfördernde Verhaltensweisen weitergegeben. Das bezieht sich gleichermaßen auf die Bereiche Ernährung und Bewegung. Fest steht, dass für Kinder von übergewichtigen Eltern das Risiko, im späteren Leben selbst übergewichtig zu werden, deutlich höher ist als für Kinder schlanker Eltern.

Was man tun kann

Ob nun tatsächlich ein Gen entdeckt wird, das für die Fettsucht verantwortlich ist, oder eine »Schlankheitsspritze« das Wohlstandsproblem Nummer eins zum Verschwinden bringt: Es bleibt die nüchterne Erkenntnis, dass man mit seinem Stoffwechsel leben muss. Dabei muss Übergewicht – geerbt oder anerzogen – kein unabwendbares Schicksal bleiben. Das Geheimnis liegt vielmehr darin, die individuell richtige Balance zwischen Energieaufnahme (Essen) und Energieverbrauch (körperliche Aktivität) zu erkennen. Hier kann eine Ernährungsberatung sehr hilfreich sein. Der Übergewichtige erfährt, dass er nicht die alleinige Schuld für seine Situation trägt, sein Schicksal aber dennoch aktiv beeinflussen kann und sollte. Der Stoffwechselprozess, bei dem Energie besonders wirkungsvoll als Depotfett in den Fettpölsterchen abgespeichert wird, läuft im heutigen Schlaraffenland auf Hochtouren. Was in Notzeiten das Überleben sicherte, wird im Überfluss zum Verhängnis. Nicht ohne Grund sprechen wir vom Wohlstandsbauch.

Die beiden Hauptschuldigen, fettreiche Kost und Bewegungsmangel, sind seit langem bekannt und jeder hat es selber in der Hand, daran etwas zu ändern. Zuerst sollten wir dafür alle natürlichen und völlig nebenwirkungsfreien Möglichkeiten nutzen, die in unserem eigenen Verantwortlichkeitsbereich liegen. Wer sein Übergewicht durch richtiges Essverhalten, regelmäßige Bewegung und mit psychologischer Unterstützung angeht, ist langfristig auf dem besten Weg. Dazu gehört übrigens auch, zu seinem Körper und seiner Figur zu stehen. Genauso wie es blonde oder schwarzhaarige Menschen, kleine und große oder solche mit blauen oder braunen Augen gibt, hat auch jeder einen anderen Körperbau. Die superschlanke Modelfigur aus den Hochglanzmagazinen ist in der normalen Bevölkerung die absolute Ausnahme. Sie kann und darf daher kein Ziel für alle sein. Wichtiger ist es dagegen, schon im Klein- und Schulkindalter die Weichen richtig zu stellen. Dies bedeutet in erster Linie, dass schon frühzeitig der unerwünschten Anlage von Fettspeicherzellen und ihrer übermäßigen Auffüllung vorgebeugt werden muss.

Nicht weniger essen, sondern anders

Bei der Vermeidung und Behandlung von Übergewicht spielt vor allem der Fettverzehr eine zentrale Rolle. Wer hier das richtige Maß findet und gleichzeitig seine körperliche Aktivität steigert, hat die besten Aussichten, sein Gewicht erfolgreich und langfristig zu normalisieren. Denn ein Zuviel an Fettkalorien kann der Körper ganz leicht und ohne große Umwandlungsverluste in den Fettdepots ablagern. Energieüberschüsse in Form von Kohlenhydraten (Stärke und Zucker) dagegen lassen sich weniger gut und auch erst bei

Überschreitung einer relativ großen Menge in Körperfett umwandeln. Bei einer gemischten Ernährung mit Kohlenhydraten und Fetten verbrennt der Körper stets bevorzugt die Kohlenhydrate und lagert die Fette ein. Zum Zuge kommen die Fettdepots erst, wenn wir durch körperliche Anstrengung mehr Kalorien verbrauchen als in Kohlenhydraten zur Verfügung stehen. Diese Situation tritt aber bei unserem heutigen sehr bequemen Lebensstil nur selten ein. Auch Kinder sitzen schon von morgens bis abends im Bus, in der Schule, am Computer, vor dem Fernseher.

Fett ja – aber wenig und richtig

Statt ständig Kalorien zu zählen, fordern viele Ernährungsexperten daher, lieber die sichtbaren und »versteckten« Fette in der Nahrung im Auge zu behalten. Allerdings sind bestimmte Nahrungsfette wie Oliven- oder Rapsöl und fetthaltige Fische für eine gesunde Ernährung unverzichtbar. Andererseits ist von ein paar Löffeln hochwertigem Salatöl und ein bis zwei Fischgerichten (ohne Panade!) pro Woche auch noch niemand dick geworden. Wesentlich schwerer fallen da schon figurfeindliche Fett-Kohlenhydrat-Kombinationen wie Schokolade, Gebäck, Chips, Kuchen, Croissants und Pommes frites ins Gewicht.

Was man an Fettreichem einspart, darf man an Kohlenhydraten mehr essen. Das ist auch das Grundkonzept unserer Spaß-Diät für Kinder. Bei allen Vorzügen der Kohlenhydrate als Fit- und nicht als Dickmacher sollte man dennoch auch bei der Auswahl kohlenhydratreicher Lebensmittel ein wenig kritisch sein. Zwar macht der Teelöffel Zucker im Tee weniger dick als ein Spritzer Sahne und ein Gummibärchen ist besser als ein Stück Schokolade. Jedoch sollte man mit Süßigkeiten generell sparsam umgehen. Der Körper braucht sie nicht.

Am besten für Gesundheit und Fitness sind solche kohlenhydrathaltigen Lebensmittel, die durch ihren hohen Anteil an Ballaststoffen für ein angenehmes Sättigungsgefühl sorgen, die Darmtätigkeit fördern und zugleich ein gutes Verhältnis von Vitaminen und Mineralstoffen aufweisen. Dazu zählen Gemüse, Obst, Vollkornprodukte und Hülsenfrüchte. Auch fettarm zubereitete Kartoffeln spielen in der fitness- und figurfreundlichen Spaß-Diät eine wichtige Rolle. An diesen Lebensmitteln soll und kann man sich mit gutem Gewissen satt essen. Weniger oft sollte man dagegen zu Weißmehlprodukten, (fetthaltigen) Süßigkeiten, Zucker und zuckerhaltigen Limonaden greifen. Kommen überwiegend ballaststoffhaltige Kohlenhydrat-Lebensmittel auf den Tisch, so hat das noch einen weiteren, nicht zu unterschätzenden psychologischen Vorteil: Man hat, anders als bei stark fetthaltigen Gerichten, von denen man eigentlich nur kleine Portionen essen dürfte, richtig viel auf dem Teller.

FAZIT

Wer in diesem Sinne seine Ernährung auf sättigende Kohlenhydrate umstellt und Fette bewusst einschränkt, braucht nicht weniger zu essen und schon erst recht nicht streng Diät zu halten.

Den Pfunden davonlaufen

Fernseher, Video, Playstation und Computer sind gefährliche Wegbereiter für Vereinsamung, geistige Trägheit und körperliche Passivität. Besonders fatal wirken sich diese bewegungsarmen Hobbys aus, wenn nebenbei auch noch ständig genascht und geknabbert wird. Körperliche Inaktivität, unkontrolliertes Essen aus Langeweile, wachsendes

Übergewicht – ein Teufelskreis schließt sich, so die Freiburger Ärztin Ulrike Korsten-Reck. Um ihn zu durchbrechen und aktiv zu werden, sind zunächst nur ein paar kleine Schritte nötig. Beispielsweise kann man sich vornehmen, täglich eine Stunde weniger fernzusehen und dafür diese Zeit gemeinsam mit anderen an der frischen Luft zu verbringen. Damit gleicht man nicht nur Bewegungsmangel aus, sondern pflegt auch noch seine sozialen Kontakte.

Wer viel in Bewegung ist, baut Muskeln auf und Fett ab. Davon kann man sogar profitieren, wenn man gerade sitzt, ausruht oder schläft. Denn Muskeln sind aktive Körpersubstanz, die sowohl bei Bewegung als auch in Ruhe Fett verbrennt. Fettgewebe dagegen ist träge Körpermasse, die die Kalorien einfach nur speichert. Diesen Unterschied zwischen Muskel- und Fettgewebe gilt es zu berücksichtigen, wenn man sein Gewicht per Waage kontrolliert. Bei der Beurteilung der Fitness ist nämlich das Verhältnis von Muskeln zu Fett wesentlich wichtiger als das reine Körpergewicht. Aktive Menschen haben diesbezüglich eine bessere Bilanz.

Leider wird gerade übergewichtigen Kindern der Spaß an Bewegung häufig verdorben, denn im Schulsport werden sie häufig wegen ihrer Trägheit gehänselt. Keiner möchte die »lahme Ente« in seiner Mannschaft haben. So entsteht oft Frust, der in vielen Fällen zur Ablehnung jeglicher Form von körperlicher Aktivität führt. Um übergewichtige Kinder zu aktivieren, gibt es deshalb spezielle Bewegungsprogramme in der Gruppe, die viele spielerische Elemente enthalten. Der Gedanke an (Leistungs-)Sport sollte dabei vermieden werden. Im gemeinsamen Training mit Gleichgesinnten, bei denen es auch überall »schwabbelt«, müssen sich die übergewichtigen Kinder nicht schämen. Keiner wird seiner Körperfülle wegen gehänselt oder ausgegrenzt. Allmählich gewinnen die Kinder so Selbstvertrauen und bekommen ein besseres Körpergefühl. Schließlich werden sie sich dann auch im Kreis von (normalgewichtigen) Gleichaltrigen und Mitschülern wohler fühlen.

FAZIT
Jede Bewegung ist besser als keine! Wer statt des Aufzugs die Treppe nimmt und vom Bus aufs Fahrrad umsteigt, hat bereits erste Schritte in die richtige Richtung gemacht. Spazieren gehen, schwimmen, am Schulsport teilnehmen oder in den Sportverein gehen: Es gibt so viele Möglichkeiten, aktiv zu werden.

Vorbeugen ist besser als heilen

Im Erwachsenenalter sind die Behandlungserfolge bei ausgeprägtem Übergewicht sehr begrenzt. Nur etwa 15 Prozent der Betroffenen gelingt ein langfristiger Abnahmeerfolg. Dies ist Grund genug, rechtzeitig mit der Vorbeugung zu beginnen. Dabei geht es längst nicht nur um die richtigen Spielregeln beim Essen und Trinken. Die Spaß-Diät für Kinder wird erst dann zum Erfolg, wenn auch die Lebensweise und die gesellschaftlichen Rahmenbedingungen für einen gesunden und persönlich zufrieden stellenden Lebensstil stimmen.

Dazu gehört zum einen die Aufklärung und Schulung der Eltern. Ein weiterer ganz wichtiger Faktor ist die Förderung der Ernährungserziehung in Kindertagesstätten und Schulen. Wissenschaftlich begründete Programme für übergewichtige Kinder bilden die dritte Säule. Zwei erprobte Beispiele sind das Freiburger FITOC-Programm für übergewichtige Kinder und Jugendliche sowie das in Hamburg entstandene Moby-Dick-Programm. Um Letzteres soll es in den weiteren Kapiteln gehen.

TEST
Ist mein Kind zu dick?

Wenn Sie das Gefühl haben, dass Ihr Kind zu dick sein könnte, sollten Sie zunächst einmal den unten beschriebenen Test machen. Klarheit schafft natürlich auch der Besuch beim Kinder- und Jugendarzt. Er kann Ihnen außerdem jede Menge Tipps geben und Adressen von Ernährungsberatern in Ihrer Umgebung nennen.

So können Sie es selbst feststellen:

1. *Körpergröße messen*

Bitten Sie Ihr Kind, sich ohne Schuhe vor eine Wand zu stellen. Dann legen Sie ihm ein Buch waagerecht auf den Kopf. Nun tritt das Kind ein wenig von der Wand weg. Jetzt ziehen Sie mit dem Bleistift genau dort einen dünnen Stich, wo die Unterkante des Buches an die Wand anstößt. Messen Sie nun mit einem Metermaß aus, wie weit der Strich vom Boden entfernt ist.

2. *Körpergewicht feststellen*

Ihr Kind stellt sich dazu auf eine ganz normale Personenwaage. Wichtig ist, dass es nur leichte Kleidung trägt und keine Schuhe anhat.

3. *Body Mass Index ermitteln*

Aus den beiden gewonnenen Werten können Sie nun den so genannten Body Mass Index (BMI) errechnen. Er gibt Auskunft über das Verhältnis von Körpergewicht zu Körpergröße. Nach folgender Formel lässt er sich ganz leicht bestimmen:

$$\text{BMI} = \frac{\text{Körpergewicht (kg)}}{\text{Körpergröße (m)} \cdot \text{Körpergröße (m)}}$$

4. *BMI in Wachstumskurve für Jungen oder Mädchen eintragen*
Um zu berücksichtigen, dass Ihr Kind sich ja noch in der Wachstumsphase befindet, müssen Sie seinen BMI in die so genannte Perzentile eintragen (siehe Abb. 1 und 2). Suchen Sie also zunächst auf der nach rechts verlaufenden Skala das Alter Ihres Kindes, auf der nach oben verlaufenden den ermittelten BMI. Machen Sie dort ein Kreuz, wo sich die beiden Werte treffen. Liegt dieser Punkt unterhalb der 90. Perzentile (P90), hat Ihr Kind Normalgewicht; liegt er darüber, ist Ihr Kind übergewichtig, oberhalb der 97. Perzentile sogar adipös, also stark übergewichtig, und Sie sollten schleunigst etwas unternehmen.

BEISPIEL
Die 8-jährige Lisa wiegt 40 kg und ist 1,30 m groß. Wenn man diese Werte in die BMI-Formel einsetzt, sieht die Berechnung folgendermaßen aus:

$$\text{BMI} = \frac{40\text{ kg}}{1{,}30\text{ m} \cdot 1{,}30\text{ m}}$$

Multiplizieren Sie also zunächst 1,30 mit 1,30. Das ergibt 1,69. Dann teilen Sie 40 durch 1,69 und erhalten 23,67.

Lisa hätte also einen BMI von 23,67. Wenn Sie nun mit dem rechten Zeigefinger die 8-Jahre-Linie nach oben fahren und gleichzeitig den linken Zeigefinger bei 23,67 nach rechts führen, treffen sich die Finger an einer Stelle oberhalb der P97-Kurve. Lisa ist also deutlich übergewichtig.

Die Tabellen sowie weitere Informationen zum Thema Body Mass Index finden Sie im Internet unter www.adipositasgesellschaft.de oder www.a-g-a.de

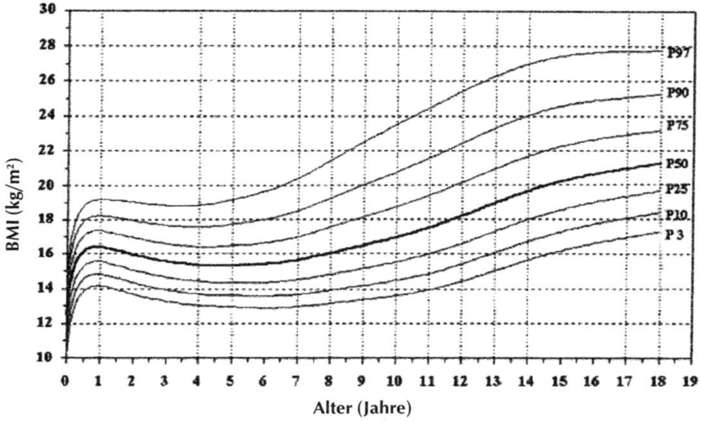

Abbildung 1: Perzentile für den Body Mass Index (BMI) von Mädchen im Alter 0 bis 18 Jahre

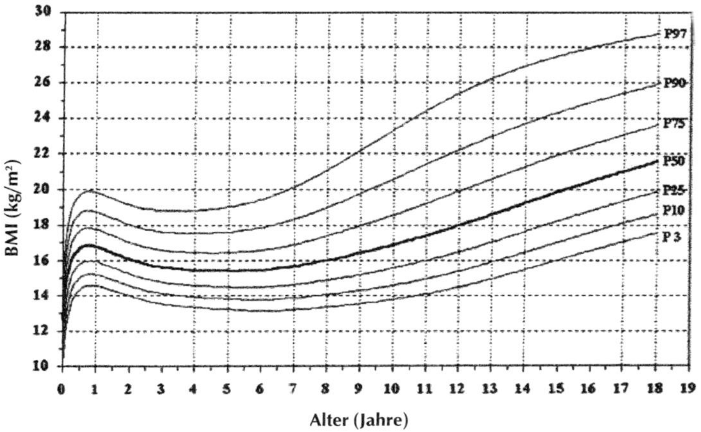

Abbildung 2: Perzentile für den Body Mass Index (BMI) von Jungen im Alter 0 bis 18 Jahre

Sie können mit Ihrem Kind aber auch zu Ihrem Kinder- und Jugendarzt gehen, der Ihnen sagen kann, ob Ihr Kind übergewichtig ist.

Kapitel 2

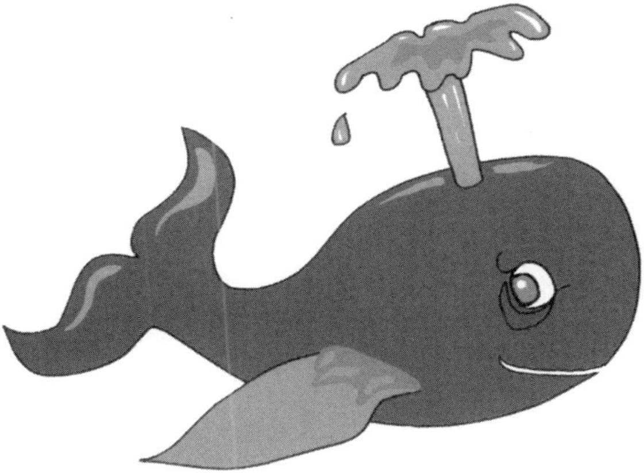

Moby Dicks Erfolgskonzept

Ziel eines jeden Gewichtsmanagements ist es, ein gesundheitlich akzeptables und persönlich zufrieden stellendes Körpergewicht zu erreichen und vor allem auch zu halten. Dass eine radikale Schlankheitsdiät hierbei oft genau der falsche Ansatz ist, ist längst bekannt. Vielmehr gilt: »Je weniger Diät einer hält, desto besser kann er abnehmen.« Das gilt ganz besonders für Kinder und Jugendliche, die sich noch im Wachstum befinden. Durch strenges Diäthalten fehlen ihrem Körper schnell die für die Entwicklung benötigten Nährstoffe. In der Wachstumsphase ist es deshalb durchaus ein großer Erfolg, wenn ein übergewichtiges Kind nicht weiter zunimmt, sondern in die Höhe statt in die Breite wächst.

Oft stammen aber gerade dicke Kinder aus Familien mit ebenfalls adipösen Eltern, die durch zahlreiche missglückte Abnehmversuche selber schon den Mut haben sinken lassen. Sie wissen nicht, wie sie ihre Kinder wirkungsvoll im wahrsten Sinne des Wortes auf Trab bringen können und wer sie bei ihrem Vorhaben unterstützt. Häufig bleibt es dann nur bei guten Vorsätzen. Moby Dick möchte diese Eltern und Kinder an die Hand nehmen und ihnen zeigen, dass Abnehmen auch Spaß machen kann.

Was ist Moby Dick?

Moby Dick ist ein Gesundheitsprogramm für übergewichtige Kinder und Jugendliche. Es ist weder eine Hungerkur noch eine Schlankheitsdiät, sondern ein einjähriges Therapieangebot. 1999 wurde die erste Gruppe in Hamburg mit Hilfe der Arbeiterwohlfahrt ins Leben gerufen. Es arbeitet in enger Kooperation mit niedergelassenen Kinder- und Jugendärzten, Gesundheitsämtern, Schulen und Sportvereinen.

Der Name Moby Dick stammt von dem weißen Wal her, der die Hauptrolle in Herman Melvilles bekanntem Roman spielt. Viele Walfänger machen darin Jagd auf Moby Dick, aber er ist doch aus allen Kämpfen immer als Sieger hervorgegangen. Auch dicke Kinder müssen sich dauernd zur Wehr setzen, werden verfolgt, geärgert oder gehänselt. Wir wollen sie stark machen, stark wie Moby Dick.

Das gelingt am besten gemeinsam mit anderen in der Gruppe. Deshalb kann jedes Kind, das zu dick ist, zu Moby Dick kommen. Hier gibt es nur übergewichtige Kinder, keiner braucht sich wegen seiner Pfunde zu schämen. Moby-Dick-Gruppen bieten den Kindern Geborgenheit und Verständnis. Unter lauter Gleichgesinnten können sie neue Freunde finden.

Was bieten die Moby-Dick-Gruppen?

Die Kinder treffen sich einmal wöchentlich an einem Nachmittag für drei Stunden. Zunächst entdecken sie bei Spiel und Sport, dass Bewegung Spaß machen kann. Danach lernen sie etwas über gesunde Ernährung, kochen gemeinsam und genießen hinterher in der Gemeinschaft die selbst zubereiteten Speisen. Manch ein Kind, das vorher Gemüse nicht einmal angerührt hat, entdeckt plötzlich seine Vorliebe für Kohlrabi oder Spinat.

Eines der Ziele von Moby Dick ist es, das Selbstbewusstsein der Kinder zu stärken. Sie sollen lernen, Verantwortung für die eigene Gesundheit zu übernehmen.

Außerdem bietet Moby Dick ein kreatives und bewegtes Ferienprogramm. Denn gerade in den Ferien fangen Kinder

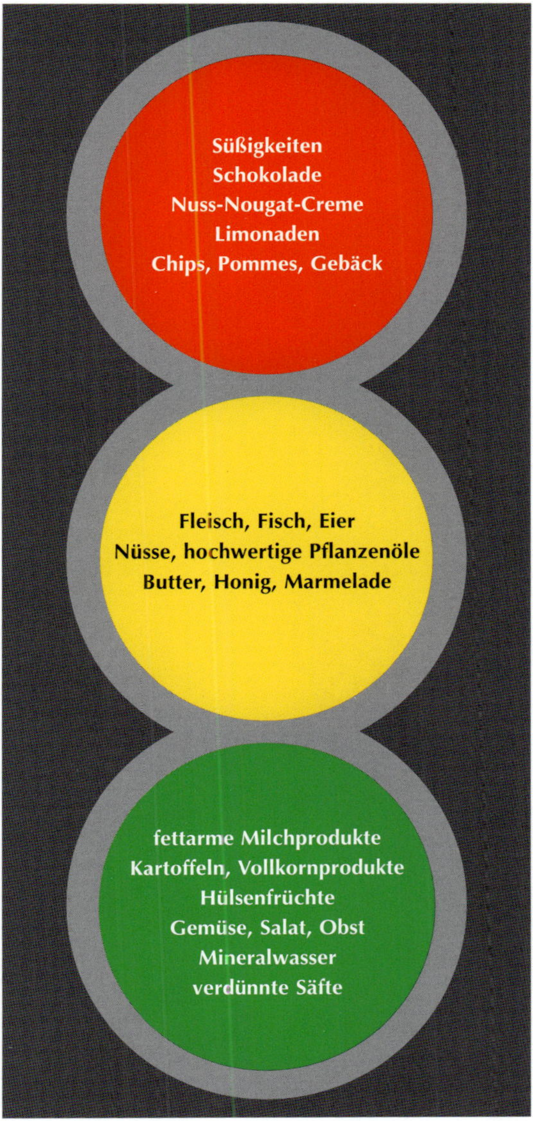
Süßigkeiten
Schokolade
Nuss-Nougat-Creme
Limonaden
Chips, Pommes, Gebäck
Fleisch, Fisch, Eier
Nüsse, hochwertige Pflanzenöle
Butter, Honig, Marmelade
fettarme Milchprodukte
Kartoffeln, Vollkornprodukte
Hülsenfrüchte
Gemüse, Salat, Obst
Mineralwasser
verdünnte Säfte

selten essen

mäßig essen

viel und
häufig essen

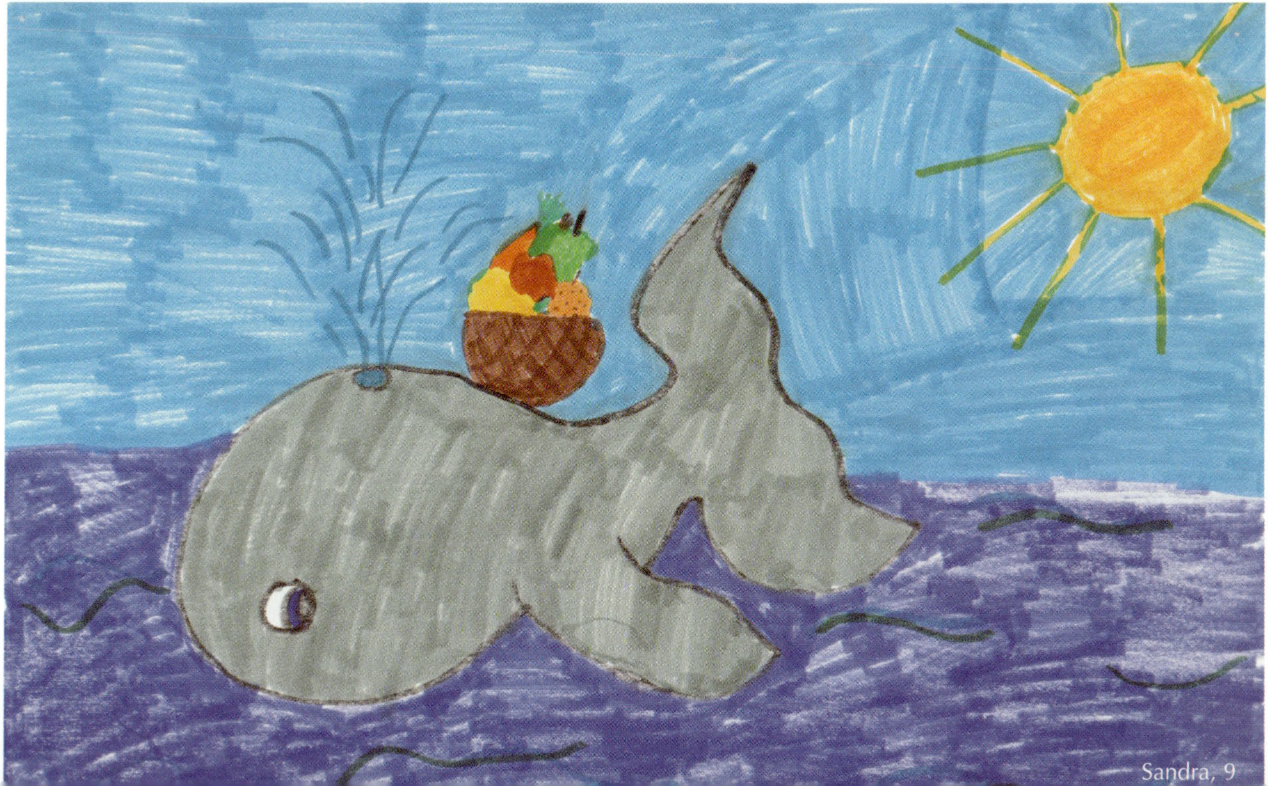

Sandra, 9

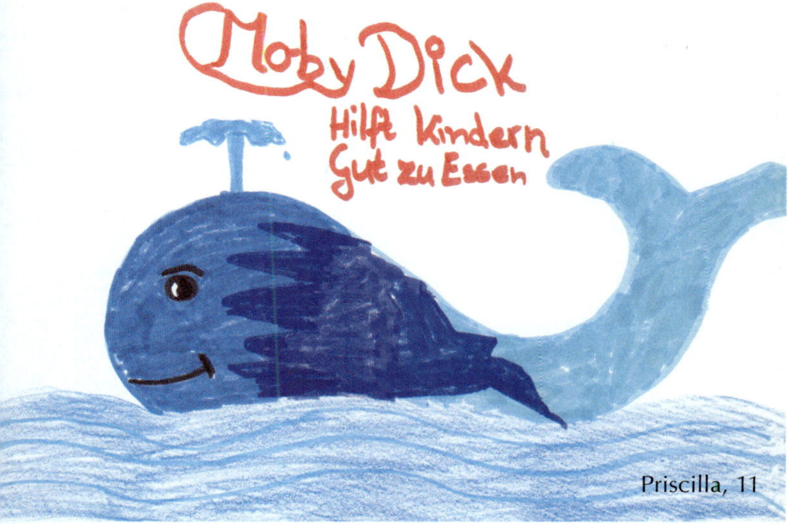

Priscilla, 11

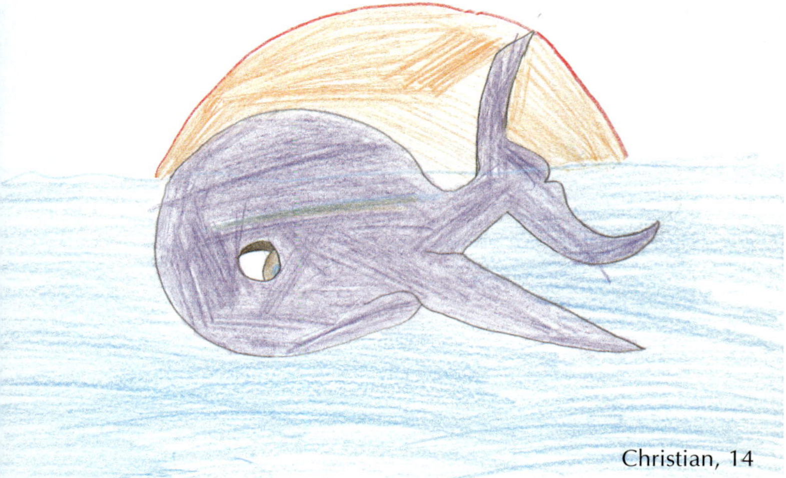
Christian, 14

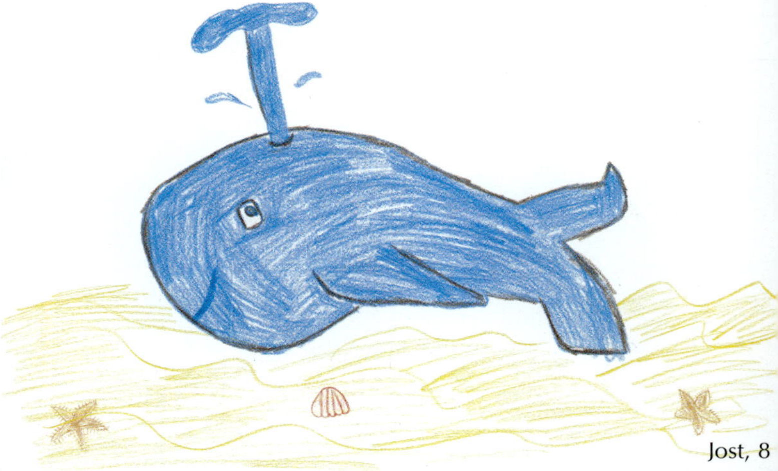

Jost, 8

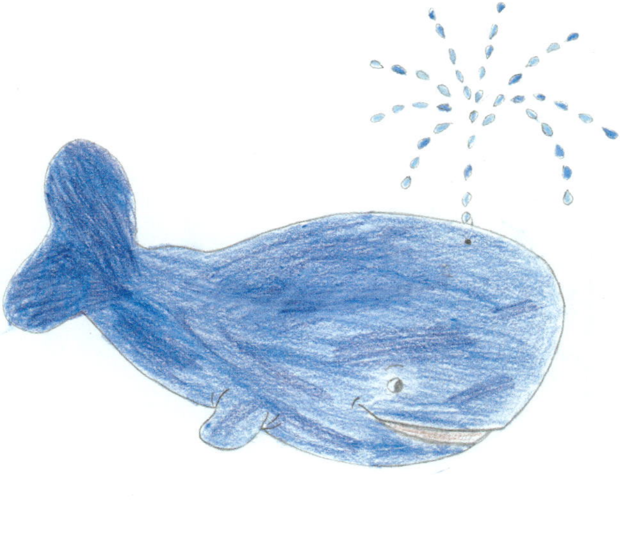

Laura, 9

oft an, sich zu langweilen, schalten den Fernseher an und öffnen die Tüte Chips. Die Eltern sind eng mit in das Programm einbezogen. Auf Elternabenden oder -nachmittagen, die alle vier bis sechs Wochen stattfinden, erhalten sie Beratung und Fortbildung.

Moby Dick hat eine Erfolgsquote von 73 Prozent. Das bedeutet, dass von 100 Kindern, die ein Jahr bei Moby Dick mitmachen, 73 Kinder ihr Gewicht stabilisieren. Das wird erreicht durch Veränderungen im Freizeit- und Ernährungsverhalten, die letztlich zu einer Verbesserung der Gesundheit und des gesamten Lebensgefühls führen.

Bundesweit gibt es inzwischen rund 20 Moby-Dick-Gruppen. Wir hoffen sehr, dass bald jedes übergewichtige Kind dort, wo es wohnt, eine Moby-Dick-Gruppe findet, die ihm bei seinen Gewichtsproblemen helfen kann. Weitere Informationen zu den Gruppen und Ansprechpartnern finden Sie im Adressteil am Ende dieses Buches oder im Internet unter www.mobydicknetzwerk.de

Fünf Säulen für den Erfolg

Moby Dicks Erfolgskonzept setzt auf fünf Punkte. An erster Stelle steht die Stärkung von Selbstbewusstsein und Selbstwertgefühl. Dies ist für übergewichtige Kinder im Alltag unerlässlich, um gegen verletzende Hänseleien und die ständigen Ablehnungen durch Schlanke gewappnet zu sein. Ein weiterer Punkt ist natürlich das Thema Ernährung. Hinzu kommen Tipps, wie man mehr Bewegung in den Alltag bringt. Schließlich kann man seinen überflüssigen Pfunden buchstäblich davonlaufen, wenn man nicht ständig von früh bis spät sitzt – am Esstisch, im Bus, im Klassenzimmer, am Computer, vor dem Fernseher, auf dem Sofa oder Bett ...

Konkret geht es also um folgende Punkte:

1. Selbstvertrauen stärken
2. Nicht zunehmen (oder höchstens an Länge, aber nicht an Breite)
3. Anders statt einfach weniger essen
4. Eine gemeinsame Mahlzeit am Tag
5. Weniger Sitz- und dafür mehr Aktivzeiten

Alle Schritte sind wichtig und müssen konsequent im Alltag umgesetzt werden. Ganz entscheidend ist es dabei, dass die Kinder durch die Familie und in der Schule unterstützt und motiviert werden. Verständlicherweise fällt das Erlernen einer figurfreundlichen Lebensweise im Kreis von Gleichgesinnten – zum Beispiel in Moby-Dick-Gruppen – wesentlich leichter. Außerdem bekommen Kinder und Eltern hier individuelle Hilfestellungen von Kinder- und Schulärzten, Ernährungsberaterinnen, Psychologen, Sozialpädagogen, Sportlehrern und Übungsleitern für körperliche Betätigung.

Selbstvertrauen stärken

Um Selbstvertrauen aufzubauen, muss man erst einmal lernen, sich selbst anzunehmen und zu akzeptieren. Jeder hat einen anderen Körperbau und auch einen anderen Stoffwechsel. Also muss man zu seinen eigenen Formen stehen. Da die Weichen für eine übermäßige Fettspeicherung aber schon in sehr jungen Jahren gestellt werden, sollte man so früh wie möglich mit dem Vorbeugen beginnen.

Ganz wichtig beim Aufbau von Selbstvertrauen ist es, die kleinen Fortschritte zu erkennen und sich über jeden einzelnen Teilerfolg zu freuen. Auch wenn mal etwas nicht so gut läuft, darf man nicht gleich aufgeben. Wer lernt, Geduld zu haben, wird auch nicht so schnell entmutigt. Wer zu seinen Schwächen steht und sich dennoch nichts von anderen vormachen lässt, ist am Ende der wahre Sieger. Es ist gut zu wissen, was für persönliche Stärken und Schwächen man hat und dies auch den anderen zu vermitteln: »Gut, ich kann nicht so schnell laufen, aber beim Schwimmen halte ich viel länger durch als du.« Manchmal ist es aber auch sehr hilfreich zu überlegen, was genau einem eigentlich an anderen gefällt und was nicht. Die wirksamste Strategie gegen Hänselei ist für den Augenblick aber immer noch Schlagfertigkeit: »Wenn du mich weiter nervst, setze ich mich auf dich drauf. Dann bist du platt wie ein Blatt Papier.«

Zum Selbstsicherheitstraining gehört auch die Neinsage-Übung. Nicht nur Erwachsene haben mitunter ein Problem damit, das zweite Stück Torte dankend abzulehnen, das die Gastgeberin ihnen auf den Teller legt. Auch Kinder und Jugendliche trauen sich oft nicht, Essen oder mitgebrachte Süßigkeiten auszuschlagen. Sie wollen niemanden vor den Kopf stoßen. Eltern und Verwandte sollten dies immer im Kopf haben und die Kinder erst gar nicht in solche Konfliktsituationen bringen. Ein Nein seitens des Kindes sollten sie – insbesondere bei Süßigkeiten – immer sofort akzeptieren. Es sei daran erinnert, dass es für Kinder sehr wichtig ist, frühzeitig mitbestimmen zu dürfen, wie viel sie essen möchten. Wie soll ein Kind sonst lernen, Hunger- und Sättigungsgefühl wahrzunehmen und nur so lange zu essen, bis es satt ist?

Nicht zunehmen

Früher sagte man angesichts eines pummeligen Kindes: »Das wird sich schon auswachsen.« Dahinter steckt die Hoffnung, dass sich Gewichtsprobleme von allein lösen, sobald das Kind in die Wachstumsphase kommt und »ins Kraut schießt«.

Diese Vermutung ist nicht ganz unberechtigt, hat allerdings auch ihre Grenzen. Schließlich ist es einfach eine traurige Tatsache, dass dick machende Ernährungsgewohnheiten aus jungen Jahren oft im Erwachsenenalter nur schwer abzulegen sind. Als erstes Ziel auf dem Weg zur Gewichtsregulierung gilt für Moby Dick aber trotzdem die motivierende Devise »nicht zunehmen«.

Viele Eltern erwarten allerdings, dass ihr Kind in kurzer Zeit möglichst viel abnimmt. Das kann in wenigen Ausnahmefällen notwendig sein, ist in der Regel aber gefährlich für die körperliche und seelische Gesundheit (Beispiele: Magersucht, Ess-Brech-Sucht, Jo-Jo-Effekt).

Wie Sie herausfinden, ob Gewicht und Alter Ihres Kindes einander entsprechen, lesen Sie am Ende von Kapitel 1.

Anders statt einfach weniger essen

Die Hauptverursacher von Übergewicht sind fettreiche Speisen und Lebensmittel mit einem hohen Anteil an schnell verfügbaren Kohlenhydraten (Süßigkeiten, Limonaden, Weißmehlerzeugnisse). Anstatt stur die Kalorien zu zählen und einfach weniger zu essen, sollte man lieber vernünftig und figurfreundlich einzelne Produkte auf dem Speiseplan austauschen. Im Prinzip darf man von den figurfreundlichen Lebensmitteln sogar größere Mengen essen als zuvor von der fett- und zuckerreichen Kost.

An Lebensmitteln aus dem grünen Bereich von Moby Dicks »Spaß-Diät-Ampel« (siehe Farbbildteil) können Kinder sich satt essen und brauchen sich dabei keine Sorgen um ihr Gewicht zu machen. Dann bleibt immer noch genug Spielraum für das eine oder andere Lieblingslebensmittel oder -getränk.

Wichtig für ein gesundes Essverhalten ist es auch, ab und zu einmal etwas aus dem roten Bereich der Diät-Ampel ohne

Gewissensbisse zu genießen. Kinder sollten zur Übung mal ein Stück Schokolade ganz langsam im Mund zergehen lassen und den guten Geschmack so richtig auskosten. Wer dagegen hastig einen Riegel oder gar eine ganze Tafel Schokolade runterschlingt, hat nichts davon, denn der geschmackliche Genuss findet nur im Mund statt! In diesem Zusammenhang hält Moby Dick die in den letzten Jahren kursierenden, endlos langen Verbotslisten für einen gravierenden ernährungswissenschaftlichen Fehler. Verbotslisten (du darfst nicht!), die stets viel länger waren als die Auflistung der empfohlenen Lebensmittel (das darfst du gerne mit Genuss essen!), führen nicht zu einem gesunden Essverhalten.

Selbstverständlich gehören die Zutaten für die Rezepte der Moby-Dick-Spaß-Diät in der Hauptsache in den grünen Bereich der Ampel. Gelbe und rote Zutaten kommen nur in Maßen zum Einsatz. Da es sich bei den Rezepten aber ausdrücklich um Lieblingsgerichte von Kindern aus verschiedenen Moby-Dick-Gruppen handelt, sind wir sicher, dass für jeden etwas dabei ist und Moby Dicks Vorschläge auch bald zu Favoriten auf Ihrem Familienspeiseplan werden.

Eine gemeinsame Mahlzeit am Tag

Das gemeinsame Esserlebnis in entspannter und fröhlicher Familienrunde (nicht vor dem Fernseher) hat eine wichtige pädagogische Funktion. Kinder und Jugendliche lernen nämlich soziale Verhaltensweisen anhand von Vorbildern und noch dazu am besten in der Gruppe. Beim gemeinsamen Essen können sie von ihren Eltern abschauen, wie man eine gesunde und schmackhafte Lebensmittelauswahl trifft.

Eltern, die mit gutem Beispiel vorangehen, profitieren letztlich sogar selbst davon, denn sie essen bewusster und greifen nicht länger wahl- und maßlos zu. So verbessert sich insgesamt das Ernährungsverhalten aller Familienmitglieder.

In der Regel findet die gemeinsame Familienmahlzeit abends statt. Am Wochenende ist zusätzlich noch oft Zeit für ein gemeinsames Frühstück oder Mittagessen. Grundsätzlich ist es wünschenswert, dass Kinder und Eltern den Speiseplan zusammen aufstellen. Jeder darf sich etwas wünschen und sollte später auch die Vorschläge der anderen einmal probieren. Außerdem sollten sich die Kinder auch am Einkauf und – dem Alter entsprechend – an der Vor- und Zubereitung des Essens beteiligen. Gemeinsames Einkaufen, Kochen und Essen sind ganz wichtige Lernhilfen auf dem Weg zu einem sinnvollen Essverhalten.

Weniger Sitz- und dafür mehr Aktivzeiten

»Was gibt's denn im Fernsehen?« Für viele ist das Zappen von einer Sendung zur nächsten die größte Anstrengung in der Freizeit am Nachmittag. Nicht genug damit, dass stundenlanges »Glotzen« zu körperlicher Trägheit und sozialer Vereinsamung führt. Das weitverbreitete Anti-Langeweile-Programm hat oft noch den unschönen Nebeneffekt, dass Kinder und Jugendliche gedankenlos Süßigkeiten oder Chips in sich hineinstopfen. Zu allem Überfluss erinnern die Werbeblöcke auch noch immer rechtzeitig daran, dass für Nachschub an Riegeln und Limo gesorgt werden muss. So wird Fernsehen in doppelter Hinsicht zu einem echten Risiko für die Figur.

Tatsächlich ist es oft so, dass Kinder, die besonders viel fernsehen, dicker sind als andere, die ihre Freizeit lieber auf dem Sportplatz oder im Schwimmbad verbringen. Allerdings kann man noch nicht genau sagen, was in diesem Zusammenhang die Ursache und was die Folge ist. Es gilt also noch zu beweisen, ob übergewichtige Kinder mehr fernsehen, weil sie dick sind und deshalb keinen Spaß an Bewegung haben oder ob sie dick sind, weil sie ständig vor dem Fernsehen hocken. In jedem Fall bleiben sie aber auf ihren Pfunden sitzen! Natürlich sind auch Computer oder Playstation hinsichtlich des Bewegungsverhaltens keine gesünderen Alternativen.

TIPP

- Statt ziellos durch alle Kanäle zu zappen, sollten Sie mit Ihren Kindern kritisch auswählen und planen, welche Sendungen sie sich anschauen wollen.
- Wenn es draußen hell und schön ist, sollten Sie die Zeit für Außenaktivitäten (z. B. Zoobesuch, Radtour, Badeausflug) nutzen.
- Richten Sie pro Woche einen fernsehfreien Tag ein, an dem Sie mit Ihren Kindern etwas unternehmen (z. B. Ballspiele, Handwerken, Basteln, Hallenbad).
- Setzen Sie für jede Fernsehstunde als Ausgleich 30 Minuten Bewegungsaktivitäten an. Damit begrenzt sich die Fernseh-Sitzzeit automatisch!

Und was das Naschen betrifft, so sollte man statt zu den fett- und zuckerreichen Snacks lieber zu frischem Obst greifen oder am besten einfach ganz auf die Knabbereien verzichten.

Bewegung ist unerlässlich

Bewegung und Sport sind unverzichtbar für die kindliche Entwicklung und haben gerade für übergewichtige Kinder eine ganz besondere Bedeutung. Dabei ist Bewegung für den Körper nicht nur die beste Möglichkeit Kalorien zu verbrennen. Sie hilft auch äußerst wirksam beim Stressabbau. Außerdem kommt man während einer länger andauernden Bewegungszeit gar nicht auf die Idee, zwischendurch etwas zu essen. Somit ist jede Form von Bewegung besser als passives Herumsitzen. Allerdings darf die Bewegung nicht – wie zum Teil auch heute noch im Schulsport – zu Leistungsdruck führen, sondern muss spielerisch erfolgen. Wenn man etwas auf Dauer beibehalten soll, muss es Spaß machen. Diese Erkenntnis der Verhaltenswissenschaftler trifft auf kaum einen anderen Bereich so gut zu wie auf das Thema Sport und Bewegung.

Da bei der Gewichtsregulierung meistens die Ernährungsumstellung an erster Stelle steht, gerät die Bedeutung von körperlicher Aktivität leider oft allzu schnell in den Hintergrund. In den Moby-Dick-Gruppen ist der Bewegungsteil daher sehr wichtig, denn es ist unbestritten, dass Bewegung und Sport für ein dauerhaft zufrieden stellendes Gewichtsmanagement unerlässlich sind. Vielleicht trauen Sie aber Ihrem Kind auch gar nicht zu, dass es 60 oder 90 Minuten am Stück läuft, tobt, spielt, entspannt und vieles mehr? Doch Ihr Kind kann das sehr wohl. Manchmal hat es vielleicht keine Lust dazu, weil es sich etwa vor den Hänseleien der anderen Kinder fürchtet. Und mal ehrlich, fanden nicht viele von uns Erwachsenen den Schulsport früher auch blöd?

Was bringt Sport?

Um es gleich vorwegzunehmen: Mit Sport meinen wir keinen Leistungssport, sondern körperliche Aktivität, die Ihr Kind zwar fordert, vor allem aber auch Spaß macht. Dann ergeben sich viele positive Effekte. Zum einen verbraucht Sport Energie. Wer sportlich aktiv ist, verbraucht also mehr Kilokalorien. Zum anderen werden beim Sport Muskeln aufgebaut. Gut trainierte Muskeln verbrauchen aber ihrerseits bereits im Ruhezustand mehr Energie als schlecht trainierte Muskeln. Das bedeutet, bei regelmäßigem Sport erhöht sich der Grundumsatz des Körpers. Diese beiden Wege sind wichtig, um das Gewicht zu halten oder um sogar abzunehmen. Erinnern Sie sich an das erste Kapitel? Dort haben Sie ja bereits erfahren, dass ein Mensch nur abnehmen kann, wenn er mehr Energie verbraucht (Bewegung!) als er sich zuführt (Essen!). Den Verbrauch können Sie also mit Bewegung verändern, die Zufuhr mit dem Ernährungsverhalten.

Es gibt viele wissenschaftliche Studien, die belegen, dass diejenigen, die eine Ernährungsumstellung durchführen und gleichzeitig mehr Bewegung in ihr Leben bringen, bessere Erfolge beim Abnehmen und vor allem beim Halten des neuen Gewichts haben. Vielleicht ist Ihr Kind nur leicht übergewichtig und soll nicht abnehmen, aber sein Gewicht halten bis zum nächsten Wachstumsschub? Auch dann ist Sport natürlich eine große Hilfe!

Hier noch einmal die wichtigsten Nebeneffekte von sportlicher Aktivität:

- **Sport macht stark.** Ihr Kind wird selbstbewusster und traut sich mehr zu. Und wer sich mehr traut, kann auch mehr schaffen. Dies gilt nicht nur für den Sport, sondern wirkt sich auf den gesamten Alltag aus.
- **Sport macht fit.** Wer sich regelmäßig bewegt, ist leistungsfähiger, und zwar nicht nur körperlich, sondern auch geistig.
- **Sport richtet auf.** Kinder, die sich regelmäßig bewegen, haben seltener Fehlhaltungen der Wirbelsäule und können leichter eine aufrechte, gesunde Haltung einnehmen.
- **Sport schützt vor Krankheiten.** Immer mehr dicke Kinder leiden an Typ-2-Diabetes (Altersdiabetes), hohem Blut-

druck, Gelenkbeschwerden und anderen Erkrankungen. Selbst wenn keine Gewichtsabnahme eintritt, vermindert sich doch durch regelmäßige Bewegung das Krankheitsrisiko ganz erheblich. Sport wirkt also bereits, bevor das erste Kilogramm verschwunden ist!

- **Sport macht Spaß.** Wer sich regelmäßig mit Freude bewegt, hat letztlich einfach mehr Spaß am Leben.

Für Kinder ist vor allem der letzte Punkt sehr wichtig. Je mehr Spaß sie am Sport haben, umso lieber werden sie daran teilnehmen. Im Gruppenprogramm soll daher übergewichtigen Kindern vor allem Spaß an einer Vielzahl von Bewegungsmöglichkeiten vermittelt werden.

Das können und sollten Sie als Eltern auch tun. Keine Sorge, Sie müssen nicht plötzlich selber zum Supersportler werden. Das ist gar nicht nötig. Aber Sie können sofort anfangen, der Bewegung einen größeren Stellenwert einzuräumen. Versuchen Sie einfach, mehr Bewegung in den Familienalltag einzubauen. Das wird auch Ihnen gut tun! Machen Sie Ihrem Kind Lust auf eine Sportart. Gehen Sie beispielsweise gemeinsam zu einem Spiel oder schauen Sie auf dem Sportplatz beim Training zu. Aller Anfang ist schwer, aber wir können Ihnen versichern, dass Bewegung Ihr Familienleben bereichern wird. Es lohnt sich. Probieren Sie es gemeinsam mit Ihrem Kind aus!

Wie aktiviere ich mein Kind?

Um Ihr Kind zu motivieren, sollten Sie es zunächst in ein Gespräch verwickeln, das vielleicht so ablaufen könnte: »Überlege einmal, welche Sportart du gerne ausprobieren möchtest. Male, knete oder schreibe auf, was dir Spaß machen würde, oder bastle ein großes Klebebild dazu. Lass uns dann gemeinsam überlegen, welche Sportart du tatsächlich einmal testen willst.«

In Sportvereinen und Sportschulen ist es meist problemlos möglich, ein oder mehrere Probestunden zu machen. Man muss also nicht sofort beim ersten Mal Mitglied werden. Außerdem haben viele Sportvereine auch Familienangebote im Programm. Am besten ist es, wenn Sie gemeinsam mit Ihrem Kind zum Sport gehen. Sie werden überrascht sein, wie viele Möglichkeiten und Kombi-Angebote es für Eltern und Kinder gibt.

Das Bewegungsspiel

Abschließend noch ein Spiel, das Sie gemeinsam mit Ihren Kindern umsetzen können. Alle setzen sich in den Kreis und nennen der Reihe nach Situationen, die sie künftig mit mehr Bewegung meistern wollen. Das kann zum Beispiel sein:

- auf dem Schulweg Treppen steigen statt Rolltreppe fahren
- sich nicht bedienen lassen, sondern aufstehen und alles selber holen
- zur Oma laufen oder mit dem Rad fahren statt den Bus zu nehmen
- in der großen Pause Fangen spielen statt rumzusitzen

Wem die meisten Bewegungsmöglichkeiten einfallen, der hat gewonnen. Das ist aber nur der erste Teil des Spiels. Im zweiten Teil bestimmen die Kinder, welche Veränderungen ab dem nächsten Tag in ihren normalen Alltag eingebaut werden sollen. Und wenn sie möchten, können sie auch eine Liste führen, wann sie was getan haben. Jede Bewegung ist ein kleiner Erfolg. Viel Spaß dabei!

Kapitel 3

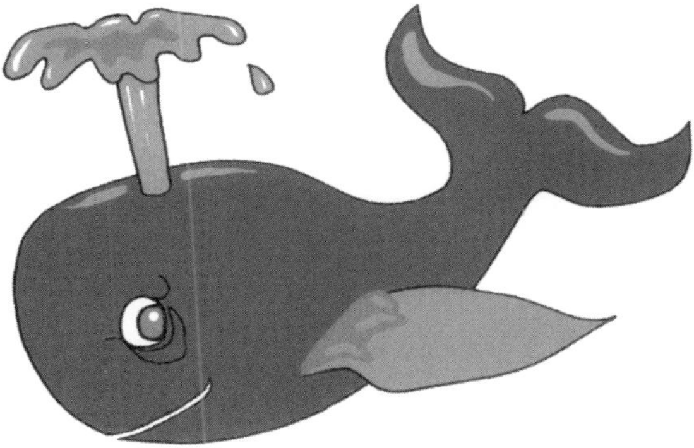

Gesundes Essverhalten ist lernbar

Bereits mit dem ersten Stillen fängt das Ernährungslernen an. Bei Säuglingen und Kleinkindern bestimmen zunächst Hunger, Durst, Sättigung und die angeborene Vorliebe für Süßes die Nahrungsaufnahme. Schreit das Baby, ist die Mutter gleich zur Stelle. In vielen Fällen kann sie ihr Kind durch Stillen oder Fläschchen geben beruhigen. Kann oder will eine Mutter allerdings nicht zwischen Hungerschreien und anderen Bedürfnissen oder Missempfindungen ihres Kindes unterscheiden, wird es bedenklich. Denn statt ihrem Kind emotionale Zuwendung zu geben, speist sie es dann im wahrsten Sinne des Wortes einfach ab. Das Kind gewinnt dadurch den falschen Eindruck, jede Art von Unbehagen sei mit Nahrungsaufnahme zu kurieren. Später wird ein solches Kind möglicherweise auch Stress, Schmerz, Ratlosigkeit, Langeweile oder Liebeskummer mit Kalorienzufuhr »behandeln« – in der Regel ohne den gewünschten Erfolg.

Das Richtige essen – mit Genuss

Ein wichtiger Grundsatz der Verhaltensforschung lautet: »Wenn man etwas auf Dauer weiter machen soll, muss man Spaß daran haben.« Das gilt nicht nur für sportliche Betätigungen, sondern auch für die Ernährung. Wer ständig nur Kalorien zählt und auf das Cholesterin achtet, isst dabei nicht wirklich gesund. Denn der für unser Wohlbefinden so wichtige Genussfaktor kommt bei dieser Art zu essen meistens zu kurz. Heute weiß man, dass es oftmals sogar gesünder ist, mit

Freude zu genießen als ständig aus Angst vor allen möglichen Risiken auf viele leckere Dinge zu verzichten. Ein schmackhaftes und entspanntes Essen fördert nicht nur Verdauung und Nährstoffaufnahme, sondern tut auch der Seele gut und stärkt die Abwehrkräfte.

Deshalb heißt dieses Buch auch ganz bewusst »Spaß-Diät«. Übergewichtige Kinder sollen nicht einfach nur weniger, sondern vor allem anders essen. Sie sollen Freude haben an vielseitigen und schmackhaften Lebensmitteln und in fröhlicher Runde gemeinsam am Familientisch essen können.

Mehr Bewegung statt Diät

Wer sich im Alltag genügend bewegt, darf auch ruhig einmal etwas mehr essen. Bewegungsmuffel hingegen müssen sich mit Miniportionen begnügen. Allerdings machen kleine Mengen in der Regel nicht satt. Die Verlockung, zwischendurch zu naschen, steigt ... Ein weiteres Problem liegt in der mangelhaften Nährstoffversorgung. Je kleiner nämlich die Portionen werden, desto weniger Vitamine und Mineralstoffe bekommt der Körper noch. Diese beiden Punkte sind auch genau die Tücken bei allen strengen Schlankheitsdiäten, von denen man aus ernährungswissenschaftlicher Sicht in jedem Lebensalter nur dringend abraten kann. Ist es nicht wesentlich angenehmer, einfach ein bisschen mehr Bewegung in sein Leben zu bringen?

Trinken statt naschen

Man möchte es kaum glauben, aber viele Kinder und Jugendliche verwechseln Durst und Hunger. Sie essen zwischendurch, obwohl sie besser etwas trinken sollten. Die Wissenschaft hat dafür auch einen Erklärungsansatz: Flüssigkeitsmangel wirkt sich unter Umständen ähnlich aus wie ein Abfall des Blutzuckerspiegels. Man wird müde und kann sich nicht mehr konzentrieren. Ohnehin brauchen Kinder und Jugendliche in der Wachstumsphase und bei vermehrter körperlicher Aktivität viel Flüssigkeit. Bekanntlich sind mit Kohlensäure versetztes Leitungswasser, Mineralwasser und stark verdünnte Fruchtsäfte nicht nur bei Sportlern beliebte Durstlöscher. Und welcher Läufer würde während eines Wettkampfs in die Tüte mit den Chips greifen, um wieder fit zu werden?

Gemeinsame Mahlzeiten – gemeinsamer Spaß

Was gibt es Schöneres, als in geselliger, fröhlicher Runde ein leckeres Essen zu genießen? Früher war Essen in erster Linie eine Familienangelegenheit. Doch wann essen wir wirklich noch gemeinsam? Früher lernten die Kinder am Tisch die Regeln des Zusammenlebens in der Gemeinschaft und bekamen nebenbei praktische Lebenserfahrungen aus der Welt der Erwachsenen mitgeteilt. Die gemeinsame Mahlzeit hat aber auch heute noch eine ganz wichtige Funktion. Oft ist sie für Eltern, Kinder und Geschwister die einzige Möglichkeit, miteinander ins Gespräch zu kommen. Denn am Tisch ist keiner abgelenkt.

Leider finden in vielen Familien heutzutage keine gemeinsamen Mahlzeiten mehr statt. Jeder holt sich aus dem Kühlschrank, was er braucht. Der eine isst im Stehen allein in der Küche, der andere vergräbt seine Nase beim Essen in die Zeitung, der nächste hockt sich mit seinem Teller vor den Fernseher. Letzteres ist in der Tat die traurigste Entwicklung der modernen Ess(un)kultur. Für viele Heranwachsende stellt diese Auflösung der Familienbande heute ein großes Problem dar.

Moby Dick fordert deshalb mindestens eine gemeinsame Mahlzeit pro Tag mit allen im Haushalt lebenden Personen. Allerdings müssen sich auch alle gerne treffen und in der Gemeinschaft am Esstisch wohl fühlen. Voraussetzung dafür ist wiederum, dass beim Essen keine Konflikte, wie etwa der Streit über Schulnoten, ausgetragen werden.

Wenn es gelingt, ein positives Esserlebnis zu vermitteln, besteht sogar die Chance, dass ältere Kinder rechtzeitig zu den Mahlzeiten zu Hause sind.

Spielregeln für Familienmahlzeiten

Damit die Familienmahlzeiten für alle zu einem schönen Gemeinschaftserlebnis werden, sollte man ein paar Dinge beachten.

- **Die Atmosphäre bei Tisch ist mindestens so wichtig wie das Essen selber. Schalten Sie deshalb Fernsehen, Radio und Handy aus und legen Sie die Zeitung beiseite. Alle sollten sitzen, keiner sollte stehen.**
- **Der Familientisch ist ein Ort der Begegnung. Es darf geplaudert und gelacht werden. Aber unangenehme Themen, wie etwa die schlechten Noten der Kinder, sollten auf später verschoben werden.**
- **Sowohl das Essverhalten als auch die Tischmanieren werden in erster Linie vorgelebt, nicht anerzogen. Bevor Sie mit Ihren Kindern schimpfen, sollten Sie deshalb das eigene Verhalten überprüfen.**

- **Machtkämpfe bei Tisch bringen nichts. Wenn ein Kind merkt, dass es die Eltern ärgern kann, indem es gewisse Speisen verweigert und am Essen herummäkelt, gibt ihm das ein Machtgefühl. Bleiben Sie als Eltern ruhig und diskutieren Sie nicht über das Essen.**
- **Was auf den Tisch kommt, bestimmt der Koch. Was und wie viel er essen möchte, bestimmt jeder selbst.**
- **Auf die Geschmacksbedürfnisse der Kinder muss Rücksicht genommen werden: Scharf, bitter und stark sauer mögen die empfindlichen Geschmacksnerven der Kinder nicht.**
- **Kinder, die von klein auf mit abwechslungsreichem Essen konfrontiert werden, die immer wieder von allem ein bisschen probieren können, sind später weniger wählerisch.**

Quelle: TABULA Nr. 2/April 2002, S. 8

Mit gutem Vorbild vorangehen

Kinder sind bekanntlich keine kleinen Erwachsenen, die man mit theoretischen Argumenten überzeugen könnte. Auch Vergleiche und Ermahnungen wie »Früher waren wir um jeden Bissen froh« oder »Viele Menschen auf der Erde leiden Hunger. Also iss deinen Teller leer« passen einfach nicht mehr in unser heutiges Schlaraffenland. Außerdem weiß man inzwischen, dass widerwillig verspeiste große Portionen sowieso nicht gerade gesund sind.

Die Freude an gesundem Essen lässt sich nur schwer anerziehen. Kinder lernen aus dem Verhalten ihrer Eltern. Das gilt im Guten wie im Schlechten. Wenn der Vater Gemüse und Salat als »Kaninchenfutter« abtut und die Mutter Milch und Vollkorn verschmäht, besteht kaum Hoffnung, dass das Kind von sich aus zu einem Gemüse-, Milch- und Vollkornfan wird.

Natürlich spielen auch andere Vorbilder eine große Rolle, wie etwa (ältere) Freunde, Schulkameraden und die Lieblingshelden aus Büchern, Kino und Fernsehen. Doch ihre Idole suchen sich die Kinder selber aus. Jeder kennt von früher die Versuche, Kindern über die Comic-Figur Popeye den angeblich so extrem eisenhaltigen Spinat schmackhaft zu machen. Wie erfolgreich die Kampagne bei Ihnen als Kind war, können Sie am besten selber beurteilen. Dass Helden und Idole in der Regel aber eine Menge Anknüpfungspunkte für die Erziehung von Kindern bieten, ist unumstritten. Und diese Chancen sollten Sie nutzen.

So mag Ihr Kind gesundes Essen

Damit Ihr Kind Freude an abwechslungsreichen, gesunden Speisen entwickelt und weder zum Vielfraß noch zum Suppenkasper wird, sollten Sie ein paar Erziehungskniffe beherzigen. Hier die wichtigsten Tipps:

- Seien Sie sich auch am Tisch Ihrer Vorbildfunktion bewusst. Sie sollten selbst von allem probieren und nicht am Essen herummäkeln.
- Die Zubereitung der Mahlzeiten ist für Kinder sehr spannend und fördert ihre Lust an vielseitigem Essen. Kinder sollten deshalb so früh wie möglich in der Küche hantieren dürfen. Mithelfen – im Rahmen ihrer Möglichkeiten und mit aller Vorsicht – fördert zudem ihre Geschicklichkeit und unterstützt so ihr Selbstvertrauen.

- Ein Kind, das eine Zeit lang kein Gemüse isst, muss deshalb nicht zwangsläufig einen Vitaminmangel bekommen. Zeitweilige Vorlieben und Abneigungen für gewisse Lebensmittel sind völlig normal. Über Fruchtsäfte, Trockenobst oder auch Gemüsesticks mit Joghurtdip bekommt es genug Vitamine und Mineralstoffe.
- Lassen Sie Ihrem Kind die Wahl. Bereiten Sie beispielsweise verschiedene Salate oder zwei unterschiedliche Gemüse zu. Es ist in Ordnung, wenn Ihr Kind Fenchel nicht mag, dafür aber bei den Karotten umso mehr zugreift. Wenn die Salatsoße Ihrem Kind zu sauer ist, kann es genauso gut ein Stück Paprika knabbern.
- Kinder lieben es, wenn etwas beim Kauen knistert, knuspert oder knackt. Dann greifen sie herzhaft zu. Dieses Gefühl stellt sich nicht nur bei Chips, sondern auch bei Kohlrabischeiben oder Vollkorntoast ein.
- Kinder schätzen es sehr, wenn beim Essen all ihre Sinne angesprochen werden, das Essen also farbenfroh und fantasievoll zusammengestellt ist. Mit ein paar Tricks lässt sich über diese Schiene so manches ungeliebte, aber gesunde Lebensmittel schmackhaft verpacken ...

Kinder essen anders als Erwachsene denken

Genau wie Erwachsene haben auch Kinder ihre Leib- und Magenspeisen. Das können, müssen aber nicht, die oft zitierten Spaghetti mit Tomatensoße, Pizza, Pommes mit Mayonnaise oder Hamburger sein. Ließe man Kinder auf die Dauer selber auswählen, was sie essen möchten, würden sie sich aber trotzdem nicht einseitig ernähren, wie das folgende Beispiel verdeutlicht.

Auf einem Mittagsbuffet wurden Kindern zwischen drei und sechs Jahren 34 verschiedene Lebensmittel angeboten. Es stellte sich heraus, dass die Kinder ihre Teller ganz bunt und vielseitig zusammenstellten und dabei jede Menge Spaß hatten. Das Ergebnis bestärkt jene Ernährungswissenschaftler, die mehr Selbstbestimmung für Kinder bei der Lebensmittelauswahl fordern.

Auch im letzten Ernährungsbericht 2000 der Deutschen Gesellschaft für Ernährung werden entsprechende Untersuchungen zum Essverhalten von Kindern und Jugendlichen vorgestellt und diskutiert.

Bonbon-Pädagogik unerwünscht

Essen als Belohnung oder Trostpflaster zu benutzen, birgt eine große Gefahr. Statt seine eigentlichen Aufgaben Nährstoffzufuhr und Genusserlebnis zu erfüllen, wird es dann nämlich als Erziehungsmittel missbraucht. Bei der Bewältigung von Kummer, Stress und Alleinsein sind Entspannung, Bewegung, Spiele, Hobbys und Gespräche im Freundeskreis oder in der Familie auf jeden Fall die besseren Alternativen.

Süßigkeiten – bequem und einfallslos

Ein wenig problematisch ist es schon, dass Süßigkeiten heute nahezu an jeder Häuserecke zu haben sind. Da ist die Versuchung groß, mal eben ein paar Kalorien zwischendurch zu naschen oder für die Kinder schnell noch ein kleines Mitbringsel aus dem Süßregal einzustecken. Dabei könnten Sie als Eltern statt süßen Belohnungen genauso gut auch zunächst einmal Bonuspunkte vergeben, etwa für fleißige Mitarbeit im Haushalt, gute Erledigung von Schularbeiten oder erfolgreiches Mitmachen bei der Spaß-Diät. Die gesammelten Punkte können Ihre Kinder dann später gegen Malstifte, Kinderhefte, Spiele oder Bücher eintauschen. Wenn ganz viele Punkte zusammengekommen sind, springt vielleicht sogar ein Konzert- oder Fußballspielbesuch, ein gemeinsamer Spielabend, ein Wochenendausflug mit der Familie oder eine Kinderparty dabei heraus. Der Reiz liegt hier sicherlich auch im Sammeln von Punkten zur Erfüllung größerer Wünsche.

Als Ersatz für Zuwendung und gemeinsame Zeit sind jedenfalls weder Süßigkeiten noch großzügiges Taschengeld eine gute Lösung.

Auch die folgende Erziehungsstrategie ist zum Scheitern verurteilt. Kinder mögen nun mal in der Regel keinen Spinat und lieben Eis dafür umso mehr. Wer nun glaubt, seinem Kind für das Herunterwürgen des Spinats eine Extraportion Eis in Aussicht stellen zu müssen, ist auf dem Holzweg. Mit solchen Erpressungen lassen sich bei Kindern keinerlei Vorlieben für gesundes Essen erzwingen. Die Abneigung gegen Spinat wird dadurch wahrscheinlich sogar eher noch größer werden.

Was der Bauer nicht kennt, ...

... das isst er nicht. So sagt man im Volksmund. Gemeint ist damit, dass viele Menschen bei der Auswahl ihres Essens nicht gerne experimentieren, sondern lieber zu Dingen greifen, die sie häufig auf dem Teller haben und die sie deshalb »kennen«. Auf diese Weise wissen sie immer, welche Art von Geschmackserlebnis auf sie zukommt.

Wenn Sie als Eltern aber nur Dinge auf den Tisch bringen, die Sie selber gerne mögen, können Ihre Kinder keinen Geschmack an Dingen finden, die Ihnen nicht schmecken. Bieten Sie deshalb immer wieder gesunde Lebensmittel wie Gemüse, Salat und Obst an, auch wenn Sie selber kein großer Rohkostfreund sind. Dann besteht am ehesten die Chance, dass die Kinder irgendwann einmal ein neues Lebensmittel entdecken, das sie gerne essen. Eltern sollten den Kindern auch ruhig hin und wieder etwas »Ungeliebtes« hinstellen und vor allem auch selbst davon nehmen. Machen Sie aber kein großes (Gesundheits-)Thema daraus, sondern essen Sie es einfach und zeigen Sie, dass es Ihnen schmeckt. Wenn bunte Vielfalt den Familienspeiseplan bestimmt, sind alle auf dem besten Weg.

Eine weitere gute Methode, bei Kindern neue Lebensmittel einzuführen, besteht im Koppeln von beliebten mit unbekannten Speisen, etwa heiß geliebte Nudeln mit neuer Gemüsesoße. Was schmeckt, wird auf Dauer gerne gegessen.

Ein unverzeihliches Versäumnis liegt vor, wenn ein Kind nur deshalb Pommes frites, Schokoriegel und Limonade bevorzugt, weil die Eltern ihm nie etwas anderes angeboten haben. Geben Sie Ihrem Kind die Möglichkeit, die Vielfalt schmackhafter Lebensmittel und Gerichte kennen zu lernen.

Großer Wert wird deshalb in diesem Buch auf den umfangreichen Rezeptteil gelegt. Oft muss man nur ein paar kleine Zutaten austauschen, und schon wird aus einer fettreichen Kalorienbombe ein leichter Genuss. Pommes frites sind ein Beispiel dafür: Im Backofen lassen sie sich knackig und mäßig fett zubereiten, während die triefenden Stäbchen aus der Imbissbude reichlich fettbeladen sind ...

(K)ein Löffelchen für Oma

»Gesunde Kinder sind runde Kinder.« Diese Meinung hatte lange Zeit Bestand, allerdings nicht gerade zum Wohle der Kinder. »Ach Kind, nun iss, du willst doch groß und stark werden!« Häufig ist dieser Satz der letzte verzweifelte Versuch, ein Kind zum Essen zu bewegen. Besonders häufig hört man ihn von Großeltern. Bei ihnen geht die Liebe im wahrsten Sinne des Wortes noch durch den Magen, wie häufig auch die vielen süßen Mitbringsel deutlich machen. Aufgrund ihrer Kriegs- und Nachkriegserfahrungen sind sie in puncto Abnehmen sehr ängstlich. Nur ein Kind mit richtigen Pausbacken ist für sie ein gesundes Kind. Sprechen Sie mit den Großeltern und bitten Sie sie, Naschereien auf ein vernünftiges Maß zu reduzieren. Oder besser noch: Überlegen Sie sich zusammen Alternativen, an denen Oma, Opa und die Enkel länger Freude haben als an ein paar Stückchen Schokolade. Gemeinsame Aktivitäten etwa wirken lange nach und sorgen noch eine ganze Weile für Gesprächsstoff. Infrage kommen beispielsweise Ausflüge in den Zoo oder ein Besuch im Kindertheater.

Erziehungsmethoden, die Sie ganz schnell vergessen sollten

- Ein Löffelchen für Papi, ein Löffelchen für Mami ...
- Iss den Teller leer, dann scheint morgen die Sonne.
- Wenn du nicht aufisst, bekommst du auch keinen Nachtisch!
- Was auf dem Teller ist, wird gegessen!
- Zur Strafe gehst du ohne Abendbrot ins Bett!
- Oh, hast du dir wehgetan? Hier hast du zum Trost ein Stückchen Schokolade.

Auf die Signale des Körpers hören

Wie ungünstig es ist, Lebensmittel oder Essen als Erziehungsmittel einzusetzen, haben wir bereits angesprochen. Durch die Aufforderung »Iss den Teller leer ...« fühlt sich ein Kind zum Essen gezwungen, auch wenn es spürt, dass es längst satt ist!

Um aber zu wissen, wie viel es essen möchte, muss ein Kind lernen, auf die entsprechenden Signale seines Körpers zu hören. Hunger bedeutet in diesem Sinne so viel wie »Start«, Sättigung hingegen steht für »Stopp«. Dabei können Hunger- und Sättigungsgefühle unterschiedliche Ursachen haben. Eine wichtige Rolle spielen der Füllzustand des Magens und der aktuelle Zuckergehalt im Blut. Beides variiert im Laufe des Tages immer wieder. So kann beispielsweise sowohl ein leerer Magen als auch ein niedriger Blutzuckerspiegel das Hungergefühl auslösen.

Zwar sind gerade bei Kindern oft die Augen größer als der Mund beziehungsweise Magen. Dennoch sollte ein Kind möglichst früh herausfinden können, wie viel es wirklich essen möchte. Sofern das Kind also selbst bestimmt hat, wie viel es sich auf den Teller tun möchte, darf es anschließend ruhig stolz verkünden, es habe alles aufgegessen. Wenn aber Erwachsene nach ihrem eigenen Appetit bestimmen, wie viel ihr Kind essen soll, kann die Portion für das Kind schnell viel zu groß sein. Übung macht auch hier den Meister. Schimpfen Sie also nicht, wenn ihr Kind seinen Teller beim ersten Mal zu voll macht. Diese Erfahrung müssen Sie ihm zugestehen.

Eine große Streitfrage bei der Ernährungserziehung ist das Thema feste Mahlzeiten. In gewisser Weise sind starre Tageszeiten, zu denen man sich an den Tisch setzt, sowohl für Schulkinder als auch für Berufstätige einfach eine organisatorische Notwendigkeit. Und um fit und schlank zu bleiben, ist eine gewisse Regelmäßigkeit beim Essen sogar sehr wichtig. Wer als Kind jedoch ständig von anderen vorgeschrieben bekommt, wann er wie viel essen soll, der hat schnell verlernt, auf die eigenen Hunger- und Sättigungsgefühle zu achten.

FAZIT

Kinder müssen üben, bis sie sich nur noch so viel auf den Teller laden, wie sie auch tatsächlich essen können und wollen. Doch dieser Lernprozess vollzieht sich nicht von jetzt auf gleich. Sie als Eltern müssen Ihren Kindern diese Zeit geben und ihnen auch ein paar »verunglückte« Anläufe zugestehen! Aus gesundheitlicher Sicht empfehlenswerte Lebensmittel sollten in Ihrem Haushalt häufig verfügbar und frei zugänglich sein, allerdings ohne Aufforderung, ständig davon zu essen. Gehen Sie selber mit gutem Beispiel voran und probieren sie von allem, ohne das Gesicht zu verziehen. Ganz wichtig ist es, eine angenehme Tischatmosphäre zu schaffen und dem Kind auch beim Essen die Aufmerksamkeit und Zuwendung zu geben, die es braucht!

Tipps für ein gutes Sättigungsgefühl

Wenn man sein Gewicht halten oder gar reduzieren möchte, ist es verständlicherweise ganz wichtig, dass man sich nicht ständig hungrig fühlt. Denn dann hält man die neue, »schlanke« Ernährungsweise mit Sicherheit nicht lange durch. Folgende Tipps helfen, satt zu werden ohne viel zu essen:

- Kinder und Erwachsene sollten stets bewusst genießen, langsam essen und gut kauen. Das hilft, Sättigung überhaupt zu spüren. Der Körper braucht gut 20 Minuten, bis die Meldung »Sättigung« nach Beginn des Essens im Gehirn angelangt ist.

- Hilfreich ist es, vor dem Essen schluckweise ganz langsam ein großes Glas Wasser zu trinken. Das füllt den Magen schon ein bisschen.
- Kinder wie Erwachsene sollten möglichst mit einem knackigen Salat starten. Das fördert gründliches Kauen und damit ein figurfreundliches Esstempo.
- Für Kinder sind fünf kleinere Portionen am Tag besser als zwei üppige. Denn auf diese Weise sinkt der Blutzuckerspiegel zwischen den Mahlzeiten nicht so stark ab, wie es bei zwei sehr langen Esspausen passieren kann. Heißhunger wird auf diese Weise wirksam vorgebeugt. Allerdings bedeutet dies nicht, dass ihr Kind ständig zwischendurch essen oder naschen soll. Denn dann verliert es schnell den Überblick darüber, wie viel es tatsächlich gegessen hat.
- Damit auch der Magen Sättigung verspürt, braucht er eine entsprechende Füllung. Hier helfen Ballaststoffe. Dies sind unverdauliche Nahrungsbestandteile in Vollkornprodukten, Gemüse, Hülsenfrüchten und Obst. Wenn zum Essen eine ausreichende Menge getrunken wird, quellen die Ballaststoffe im Magen-Darm-Trakt erheblich auf und füllen mit ihrem Volumen den Magen.

In diesem Sinne machen die Rezepte der Spaß-Diät auf gesunde Weise satt. Gleichzeitig beugt ihr hoher Anteil an Ballaststoffen Darmträgheit vor, von der übergewichtige Kinder häufig betroffen sind und die durch Bewegungsmangel noch verstärkt wird.

Woher kommen Abneigungen gegen Gesundes?

Manche Lebensmittel mögen Kinder absolut nicht essen. Solange es sich dabei nur um einzelne Dinge wie etwa Leber handelt, ist das nicht weiter tragisch. Lehnt Ihr Kind aber beispielsweise jede Art von Gemüse ab, so dürfen Sie das nicht hinnehmen. Vielmehr sollten Sie alles versuchen, um Ihrem Kind das Grünzeug schmackhaft zu machen.

Natürlich gibt es Gemüsearten, die im Geschmack fade oder gar bitter sind. Zu letzteren zählen auch viele Kohlsorten. Dies ist möglicherweise ein Grund dafür, warum so manches Kind bei Rosenkohl und Co. einfach streikt. Die natürliche Abneigung gegenüber Bitterem ist sogar begründbar: Bitter sind häufig ungenießbare und zum Teil giftige Pflanzen. Süßes mögen Kinder dagegen von Anfang an – zum Beispiel Möhren.

Lehnt Ihr Kind aber alle möglichen Gemüsearten ab, dann sollten Sie einmal darüber nachdenken, wie es um Ihre eigenen Vorlieben bestellt ist. Sind Sie vielleicht selber nicht gerade ein Gemüsefreund und haben Sie deshalb etwa in der Vergangenheit nur sehr selten Grünzeug auf den Tisch gebracht? Wenn Vater, Mutter und ältere Geschwister selber sich nichts aus Gemüse machen, wie soll der Jüngste dann auf den Geschmack kommen? Offen gezeigte Aversionen färben schnell ab.

Ein Grund für die Ablehnung – wenngleich ein sehr seltener – kann auch eine schlechte Erfahrung sein, die Ihr Kind mit einem Gemüsegericht gemacht hat. Wenn es beispielsweise von Blumenkohl schreckliche Blähungen bekommen hat oder sich nach dem Genuss eines Paprikagerichts zufällig übergeben musste, so hat das Kind natürlich keine Lust auf ein zweites Mal.

Wie wird mein Kind zum Gemüsefreund?

Diskutieren Sie nicht über den Gesundheitswert von Gemüse, sondern setzen Sie verstärkt auf die kindliche Neugier. Abwechslung, fantasievolle »Verpackung« und ein überraschendes Geschmackserlebnis sind genau die richtigen »Waffen«, um allzu wählerische Kinder herumzukriegen. Denn Optik und Geschmack bestimmen in hohem Maße das Essverhalten von Kindern. Hier ein paar Tipps und Tricks:

- Versuchen Sie es mal mit Karotten und Mais. Diese Gemüsearten haben eine natürliche Süße und werden oft leichter akzeptiert.
- Bleiben Sie beharrlich und stellen Sie Ihrem Kind immer wieder Gemüse hin. Zwingen oder gar »erpressen« dürfen Sie es aber auf keinen Fall.
- Ihr Kind nimmt sich Ihr Verhalten zum Vorbild. Deshalb sollten Sie selber jeden Tag Gemüse und Salat essen.
- Gemüse kann man auch als Gratin »tarnen«, mit Käse überbacken oder in der Suppe pürieren. Wenn Sie Glück haben, erkennt Ihr Kind es nicht und kommt vielleicht doch auf den Geschmack.
- Mischen Sie verschiedene Gemüsearten zu einem bunten Teller. Farbige Vielfalt spricht Kinder an.
- Kochen Sie das Gemüse nicht tot, bis es butterweich und farblos ist. Kinder stehen auf knackige Sachen mit Biss, die beim Kauen ordentlich Geräusche machen.
- Nutzen Sie die Vorliebe Ihres Kindes für Nudeln und reichen Sie Gemüsesoße zu Spaghetti. Oder belegen Sie den Pizzaboden einfach statt mit Salami mit Tomaten und Paprika.
- Gemüse als Rohkost zum Dippen sollte auf keinem Abendbrottisch fehlen.

- Reichen Sie Gemüse bei schönen Ereignissen, z. B. beim Picknick oder Kindergeburtstag.
- Kinder helfen gerne beim Einkaufen und Kochen. Selbst zubereitete Gerichte schmecken doppelt gut.
- Sorgen Sie für eine stressfreie, fröhliche und entspannte Atmosphäre bei Tisch.
- Manchmal hilft es, befreundete Kinder zum Essen einzuladen und allen gemeinsam Gemüse zu servieren.
- Frisches Obst sollte für Ihre Kinder jederzeit in Griffweite sein.

(Quelle: aid Special: Essen & Psyche, Heft 3713/2000, S. 10)

Fast Food und Hungern: Einstellungen und Essverhalten von Kindern

Unsere Kinder haben schon eine Menge gelernt – jedenfalls theoretisch. Obst, Gemüse, Brot und Milch stufen sie als »gesunde« Lebensmittel ein. Sie wissen, dass ein zu hoher Fettkonsum sich ungünstiger auf Gewicht und Gesundheit auswirkt. Kohlenhydrate, insbesondere Zucker, bringen sie eher mit Karies in Verbindung als mit Übergewicht. Bestimmte, stark beworbene Lebensmittel werden von mehr als einem Drittel der Kinder und Jugendlichen hinsichtlich ihrer gesundheitlichen Wirkung als eher hochwertig eingestuft – leider unabhängig davon, ob sie es tatsächlich sind oder nicht.

Das tatsächliche Ernährungsverhalten von Kindern und Jugendlichen steht allerdings bedauerlicherweise oft in deutlichem Widerspruch zu ihrem gar nicht so schlechten Ernährungswissen. Das hat mehrere Gründe. Der hohe Beliebtheitsgrad von Pizza und Fast Food beispielsweise erklärt sich nicht allein durch deren geschmackliche Qualitäten. Vielmehr spielen hier soziale Aspekte eine große Rolle. Mit dem

Verzehr solcher Produkte zeigen Kinder und Jugendliche, dass sie genau wissen, was »angesagt« ist, wo und wann »man« isst. Viele definieren über den gemeinsamen Besuch von Schnellrestaurants ihre Zugehörigkeit zur Clique und demonstrieren überdies Distanz zu häuslichen Esssitten und dem gedeckten Familientisch. Leider finden die Jugendlichen bei Mac Imbiss aber nur die Atmosphäre und das ungezwungene Umfeld, das sie suchen. Fast Food darf daher nur eine gelegentliche Ausnahme sein.

Übereinstimmend zeigen alle Untersuchungen, dass Kinder und Jugendliche kaum an den Zusammenhang zwischen Ernährung und gesundheitlichen Spätfolgen denken. Allenfalls Mädchen fürchten die Konsequenz »Übergewicht«. Traurige und natürlich in höchstem Maße bedenkliche Folge daraus ist wiederum, dass viele weibliche Jugendliche bereits jegliches Gefühl für einen natürlichen Umgang mit Essen und Trinken verloren haben. Bei ihnen unterliegen Ernährung und Körpergewicht einer ständigen gedanklichen Überwachung, so der Ernährungspsychologe Jörg Diehl. Und dann beginnt der frustrierende und gefährliche Kampf »Kopf« (Vernunft) gegen »Bauch« (Esslust).

Kapitel 4

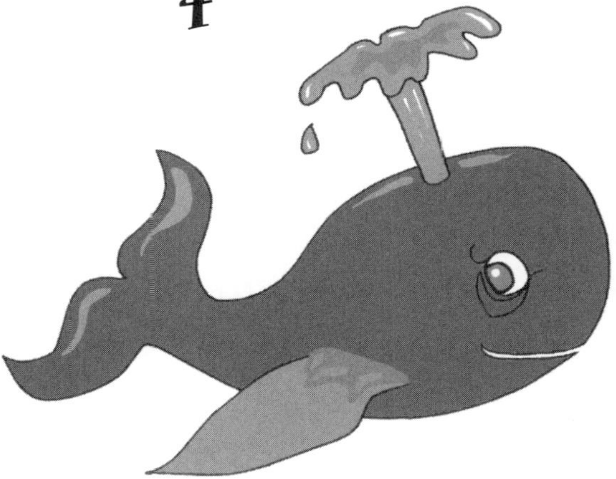

Mit Moby Dick durchs Ernährungsland

Kinder sollen die Vielfalt der Lebensmittel vor allem auch im unverarbeiteten Zustand entdecken. Denn nur wer den natürlichen Geschmack frischer Produkte, Küchenkräuter und Gewürze kennt, wird sich auf Dauer abwechslungsvoll und gesund ernähren. Dabei kann es so viel Spaß machen, wenn man mit Köpfchen auswählt und isst.

Abenteuer Mischkost

Bei einer ausgewogenen Ernährung spielen verschiedene Lebensmittel eine wichtige Rolle. Die starre Einteilung in »gesund« und »ungesund« sollte man dabei aber nicht vornehmen. Von manchen Dingen isst man einfach mehr (z. B. Obst und Gemüse) von anderen weniger (z. B. Süßigkeiten und fettreiche Speisen). Verbote gibt es nicht. Man darf alles essen, wenn dabei am Ende die richtige Mischung herauskommt. Wer viel Gemüse und Obst isst, hat auch schon mal eine Süßigkeit gut. Wer sich mehr bewegt, darf auch mal naschen oder sich von seinem Lieblingsgericht eine größere Portion nehmen.

Schluss mit der Monotonie auf dem Teller!

Schlecht ist dagegen eine einseitige Ernährung, egal ob bevorzugt Süßes oder hauptsächlich Fettreiches. Die größten Übeltäter sind hierbei die gefürchteten Drei P: »Pommes, Panade und Pelle«. Pelle steht dabei für Wurst. Da Fleisch,

Fisch und neuerdings sogar Gemüse häufig paniert werden, kommt selbst bei an sich fettarmen Hauptzutaten zu viel Fett zusammen. Und das führt zu Übergewicht.

Ein einseitiger Speiseplan birgt zwei weitere Gefahren. Zum einen bleiben lebensnotwendige Vitamine und Mineralstoffe bald auf der Strecke, wenn man sich auf einige wenige Lebensmittel beschränkt. Die ganze Palette der kleinen Fitmacher bekommt man eben nur durch ausgewogene Mischkost mit verschiedenen pflanzlichen und tierischen Zutaten. Zum anderen entgehen einem eine Menge überraschender Geschmackserlebnisse, wenn man ständig dasselbe isst. Eigentlich schade, denn das heutige Lebensmittelangebot ist so abwechslungsreich wie nie zuvor. Da kann wirklich jeder auf seine Kosten kommen und immer wieder neue Dinge ausprobieren. Steigen Sie mit Ihren Kindern um von langweiliger, fettreicher und vitaminarmer Routinekost auf die fantasievollen und leckeren Rezepte der Spaß-Diät!

Die Lebensmittelpyramide

Bei der Umorientierung in der Küche und am Esstisch ist die rechts abgebildetete Lebensmittelpyramide eine große Hilfe. Sie zeigt, welche Lebensmittel in Ihrem Speiseplan wie oft und in welchen Mengen vorkommen sollten. Alle Lebensmittel am Fuß der Pyramide bilden die gesunde Basis. Hieran darf man sich ruhigen Gewissens satt essen. Je weiter oben ein Lebensmittel steht, desto kleiner sollten die Portionen davon ausfallen. Auch braucht man die Dinge im oberen Bereich nicht täglich zu essen. Für Kinder und Erwachsene ist es beispielsweise völlig ausreichend, zwei oder drei Mal die Woche eine kleine Fleischmahlzeit von 100 bis 150 Gramm zu essen. Obst und Gemüse sollte dagegen täglich auf dem Speiseplan stehen. Davon darf es dann auch ruhig deutlich mehr sein, nämlich 500 bis 800 Gramm pro Tag. Milch und fettarme Milchprodukte sollten wegen ihres Kalziumgehalts ebenfalls täglich verzehrt werden.

Für die Position »Fettreiches und Süßes« an der Spitze der Pyramide gilt jedoch: »Weniger ist mehr!« Diese Dinge dürfen nicht regelmäßig, sondern nur hin und wieder in kleinen Mengen gegessen werden. Dann sollte man sie sich aber richtig genussvoll auf der Zunge zergehen lassen.

Besondere Beachtung erfordert eine ausreichende Wasseraufnahme. Mindestens 1,5 Liter sollte man am Tag trinken. Wer noch wächst, sich viel bewegt oder abnehmen möchte, braucht sogar wesentlich mehr Flüssigkeit.

Kinder und Jugendliche, die nach dem Vorbild der Lebensmittelpyramide essen, haben die besten Chancen, sich gesund zu entwickeln und – in Verbindung mit körperlicher Aktivität – fit statt fett zu werden.

Die Lebensmittelpyramide

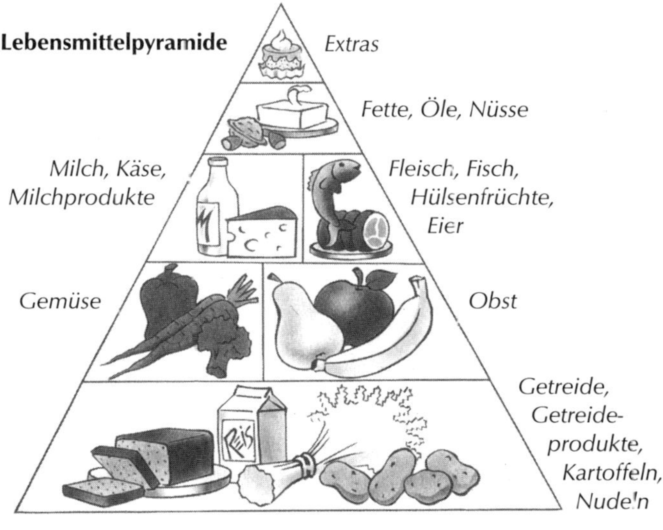

Fit mit Milchprodukten

Die erste Nahrung, die ein Neugeborenes zu sich nimmt, ist Milch. Dabei ist Milch weit mehr als ein Durstlöscher und nährt wie kein anderes Lebensmittel. Sie enthält fast alle Nährstoffe, die Kinder zum Wachsen brauchen. Aufgrund ihres hohen Gehalts an dem Zahn- und Knochenbaustein Kalzium kommt Milchprodukten ein ganz besonderer Stellenwert in der Ernährung von Kindern und Jugendlichen zu. So wird von Anfang an für den Aufbau eines stabilen Knochengerüsts gesorgt.

Doch Milch hat weit mehr zu bieten: hochwertiges Eiweiß, das Energievitamin B_2, die wichtigen Spurenelemente Zink und Jod sowie Energie spendenden Milchzucker. Als Trinkmilch sind – je nach Erhitzungsgrad – pasteurisierte Frischmilch und ultrahocherhitzte H-Milch im Handel. Beide Sorten unterscheiden sich nicht wesentlich im Nährstoffgehalt.

Fitmilch statt Fettmilch

Viel wichtiger ist es, bei Milch und Milchprodukten auf die unterschiedlichen Fettstufen zu achten. Übergewichtige Kinder sollten statt Vollmilch mit 3,5 Prozent Fett lieber teilentrahmte Milch mit nur 1,5 Prozent Fett trinken. So lässt sich ohne Geschmackseinbuße der Fettanteil in unserer Kost reduzieren. Entrahmte Milch, also Magermilch mit 0,3 Prozent Fett, ist allerdings für Kinder weniger bzw. nicht geeignet. Sie enthält zu wenig fettlösliche Vitamine A und D, die für das Wachstum unerlässlich sind.

Auch bei allen anderen Milchprodukten sollte man auf den Fettgehalt schauen. Joghurt mit 1,5 Prozent Fett ist besser als Vollmilch- oder Sahnejoghurt. Statt Sahnequark mit

40 Prozent Fett schmeckt auch Quark mit nur 20 Prozent Fett in der Trockenmasse. Und wem Magerquark zu »trocken« ist, der rührt ihn einfach mit etwas Mineralwasser cremig.

Dieselbe Menge Kalzium wie durch ein Glas Milch oder einen kleinen Becher Joghurt erhält man auch mit einer Scheibe Käse. Käse ist Milch in geballter Form. Umso wichtiger ist es, auch hier auf den Fettgehalt zu achten. Bei Schnittkäse sind Sorten mit bis zu 30 Prozent Fett in der Trockenmasse, bei Frischkäse solche mit bis zu 20 Prozent Fett in der Trockenmasse durchaus in Ordnung.

Die Milch-Mischung macht's

Um bei den weißen Fitmachern täglich für Abwechslung zu sorgen, empfiehlt sich eine bunte Mischung aus einem Glas Milch, einem kleinen Becher Joghurt und einer Portion Quark oder Käse. Das gilt für Erwachsene übrigens genauso wie für Kinder.

Wenn ein Familienmitglied Milch und Milchprodukte wirklich nicht verträgt (bei Milchzuckerunverträglichkeit oder Milcheiweißallergie), kann man auf mit Kalzium angereicherte Sojaprodukte ausweichen. Wer Milch und Joghurt pur nicht mag, gibt etwas frisches Obst hinein und erhält so leckere Milchshakes und zuckerarme Fruchtjoghurts. Fertige Produkte hingegen enthalten oft viel Zucker und nur wenig Früchte.

TIPP

Quark mit Banane oder Erdbeeren wird zum Powerquark und ein Glas Milch mit Instant-Haferflocken und Kakaogetränkepulver zum Energydrink. Im Sommer löscht Buttermilch pur oder gemixt mit frischem Obst den Durst und macht fit.

Proteine – Eiweiß fürs Wachstum

Proteine sind die unersetzbaren Bausteine aller Körperzellen. Muskeln, Gehirn, innere Organe und Haut: Alles wird aus Proteinen aufgebaut. Dabei ist Eiweiß, wie die Proteine landläufig genannt werden, auch für den körpereigenen Gesundheitsschutz (Immunsystem) und für den Transport von Nährstoffen und Sauerstoff im Blut sehr wichtig. Zudem wirken Eiweißmoleküle als Beschleuniger (Katalysatoren) bei vielen Abläufen im Stoffwechselgeschehen. Man sagt: »Ohne Eiweiß kein Leben«.

Wertvolle Eiweißlieferanten

Neben Milch und Milchprodukten tragen weitere Lebensmittelgruppen zur Eiweißversorgung bei. Man sollte deshalb regelmäßig etwas davon auf den Speiseplan setzen.

- **Fisch: Am besten 1–2 Mal pro Woche essen.**
- **Fleisch: Etwa 2–3 Mal pro Woche fettarm zubereiten.**
- **Eier: Etwa 3 Stück pro Woche sind in Ordnung.**
- **Wurst: Vorsicht! Hier ist oft viel Fett verarbeitet. Deshalb nicht täglich essen und öfter gegen fettarmen Käse austauschen.**
- **Hülsenfrüchte: mindestens 1 Mal pro Woche als Eintopfgericht, z. B. Erbsen- oder Linsensuppe**
- **Vollkornprodukte: insbesondere Haferflocken, z. B. zum Frühstück mit Milch oder Joghurt und Obst**

Außer Eiweiß liefern Fisch und Fleisch noch eine Menge anderer wichtiger Nährstoffe. Sie enthalten Vitamine aus der B-Gruppe, die für Energiehaushalt und Wachstum enorm wichtig sind. Hinzu kommen Eisen, Jod und Zink. Ein Mangel an diesen wichtigen Spurenelementen kann bei Kindern und Jugendlichen zu Dauermüdigkeit, Konzentrationsproblemen in der Schule und erhöhter Anfälligkeit für Erkältungskrankheiten führen. Fleisch und Fisch gehören deshalb in den genannten Mengen zu einer ausgewogenen Ernährung unbedingt dazu.

Dabei kann der Körper Eisen, das aus Fleisch stammt, besser verwerten als Eisen aus pflanzlicher Nahrung. Doch schon eine kleine Portion Fleisch in einer herzhaften Gemüsepfanne erhöht die Eisenaufnahme aus der gesamten Mahlzeit.

TIPP

Ein guter Tipp für Kinder, die kein Fleisch mögen, ist die Kombination von Haferflocken (eisenreiches Getreide) mit Orangensaft oder frischen Erdbeeren (beides gute Vitamin-C-Quellen). Denn Vitamin C verbessert die Aufnahme von Eisen aus pflanzlichen Lebensmitteln.

Fettspartipps in der Küche

Gerade bei Fleisch und Fisch kriegt man leicht im wahrsten Sinne des Wortes »sein Fett weg«. Denn beides wird oft fettreich zubereitet, also paniert und mit reichlich Fett in der Pfanne gebraten. Dann werden aus den Fitmachern schnell Dickmacher.

Fisch – am besten als Filet

Fettarme Fische wie Kabeljau und Seelachs sind kalorienarm. Allerdings enthalten fettreichere Fische wie Hering, Makrele, Sardine, Thunfisch und Lachs in ihrem Fettgewebe so genannte mehrfach ungesättigte Fettsäuren mit der Fachbezeichnung Omega-3-Fettsäuren, die für die gesunde Entwicklung von Kindern und Jugendlichen besonders wertvoll sind. Deshalb sollten Sie hier nicht nur mit der Kalorienbrille auswählen. Von ein bis zwei Fischmahlzeiten in der Woche ist noch kein Kind dick geworden. Am besten für Kinder ist pures Fischfilet, da es praktisch keine Gräten enthält.

TIPP
Falls Ihr Kind Fisch nur in Form von panierten Fischstäbchen akzeptiert, empfiehlt es sich, diese nicht mit Fett in der Pfanne zu braten, sondern sie besser im Backofen zu garen. So vermeiden Sie eine zusätzliche Fettaufnahme.

Fleisch – fettarm zubereitet

Manchen Fleischsorten wie Eisbein und Schinkenspeck sieht man den hohen Fettgehalt sofort an. Bei geräuchertem oder gekochtem Schinken lässt sich der Fettrand leicht abschneiden. Bei Brat-, Leber- und Streichmettwurst sowie Hackfleisch, Chickennuggets und Hamburgern kann man allerdings nicht auf den ersten Blick erkennen, ob magere oder fettreiche Teilstücke verarbeitet worden sind. Achten Sie deshalb beim Einkauf auf magere Wurstsorten (z. B. Geflügelwurst, Schinken) und wählen Sie als Brotbelag öfter mal fettarmen Käse oder einen pikanten selbst gemachten Kräuterquarkaufstrich. Und jedes belegte Brot lässt sich leicht »abspecken«, indem man auf das Streichfett unter Wurst und Käse verzichtet!

Koteletts, Steaks, Schnitzel und Filets sind heute im Allgemeinen fettarme Kost, vorausgesetzt sie werden richtig zubereitet. Die Oecotrophologin Wiebke Schürmann hat die wichtigsten Fettspartipps beim Garen zusammengestellt:

- **Braten** Sie Fleisch immer mit wenig Fett (1 bis 2 Teelöffel) in einer beschichteten Pfanne. Hackfleisch braucht bei niedriger Temperatur sogar gar kein zusätzliches Fett.
- **Schmoren** ist vor allem bei größeren Bratenstücken die Methode der Wahl. Dazu brät man das Fleisch zunächst in einer beschichteten Pfanne mit wenig Fett an, setzt es danach in einen Bräter oder Römertopf um und gart es im Backofen weiter. Dabei schmilzt das Fett heraus und schwimmt auf dem Bratenfond. Schöpfen Sie vor dem Servieren das Fett mit dem Löffel ab. Den Fond können Sie nun zu einer fettarmen Soße binden, indem Sie fein pürierte Gemüse einrühren, das sie zusammen mit dem Braten geschmort haben.
- **Kochen** ist für Fleisch eine eher seltene Zubereitungsmethode. Zu beachten ist dabei, dass das Fleisch immer in bereits kochendes Wasser gelegt werden muss. Denn nur so können sich die Poren gut schließen und das Fleisch bleibt saftig und aromatisch. Schöpfen Sie vor dem Servieren das auf der Garflüssigkeit schwimmende Fett ab. Dies empfiehlt sich insbesondere dann, wenn Sie die Fleischbrühe als Suppe servieren oder zu Soße weiterverarbeiten möchten.
- **Grillen** ist eine fettarme Zubereitungsmethode, sofern das Fleisch zuvor nicht in reichlich Öl mariniert wurde. Die beste Garmethode ist Grillen allerdings nicht, denn unter Umständen können sich dabei gesundheitsschädliche Stoffe im und am Lebensmittel bilden. Deshalb sollten Sie ein paar Punkte unbedingt beachten. Beim Grillen über

Holzkohle darf kein Fett aus dem Fleisch in die Glut tropfen. Zur Vorbeugung kann man Alufolie oder Aluschalen unterlegen. Auflodernde Flammen müssen sofort gelöscht werden. Falls das fertige Grillgut schwarze Stellen hat, so müssen diese vor dem Essen großzügig weggeschnitten werden. Gepökeltes Fleisch wie Kasseler, Schinken, oder Wiener Würstchen ist auf keinen Fall zum Grillen geeignet!

- **Panaden** saugen sich beim Braten mit sehr viel Fett voll und sind deshalb für die fettarme Küche eigentlich nicht geeignet. Falls Sie doch etwas Paniertes zubereiten wollen, achten Sie darauf, dass das Fett in der Pfanne oder der Fritteuse heiß genug ist. Paniertes vor dem Servieren unbedingt auf Küchenkrepp abtropfen lassen!

Der Mensch lebt nicht vom Fleisch allein

Lange Zeit galt ein Gemüsegericht ohne Fleisch oder Fisch nur als halbe Mahlzeit. Doch hier hat sich einiges geändert. Gemüse steht mit anderen Lebensmitteln am Fuß der Pyramide. Es ist also nicht nur buntes Beiwerk, sondern Ernährungsgrundlage. Von der Menge her sollte es bei den Hauptmahlzeiten den Löwenanteil ausmachen.

Eigentlich weiß inzwischen auch jedes Kind, dass Gemüse gesund ist. Dieses Wissen allein macht viele Kinder aber noch nicht zu Gemüsefans. Vielmehr müssen Sie als Eltern Ihren Sprösslingen aktiv mit gutem Beispiel vorangehen, statt nur davon zu reden, dass Grünzeug lecker schmeckt und fit macht. Bringen Sie also möglichst oft rohes und gekochtes Gemüse – ob frisch vom Markt oder tiefgefroren – auf den Tisch und essen Sie vor allem selber mit Genuss reichlich davon.

Ärzte und Ernährungsberater raten übrigens zur Gemüse- und Obstauswahl nach den Ampelfarben Grün, Gelb, Rot. Täglich sollte in jeder der drei Farben reichlich Gemüse und Obst gegessen werden. So wird der Speiseplan nicht nur optisch bunter. Man erhält täglich eine ganze Palette Vitamine, Mineralstoffe und bioaktive Gesundheitsschützer. Gerade wer als kleines Kind mit matschig verkochtem Rosenkohl verschreckt wurde, sollte als Jugendlicher über knackig frisches Gemüse und Obst eine zweite Chance erhalten. Vielleicht wird der eine oder andere ja doch noch zum Freund von Grünzeug und Co. Bringen Sie Gemüse deshalb am besten nur kurz gekocht oder roh auf den Tisch. So bewahrt es seinen Eigengeschmack und hat mehr Biss. Und lassen Sie es vor allem niemals in pampiger Soße untergehen ...

Obst und Gemüse: fünf am Tag

Je mehr Gemüse und Obst man zu den Mahlzeiten isst, desto besser. Der Anteil der fettreichen Speisen wird dadurch immer geringer, aber der Magen ist trotzdem gut gefüllt. Auch der kleine Hunger zwischendurch ist wesentlich gesünder mit einem Stück Obst als mit einem zuckrigen und fettreichen Snack gestillt.

Aus ernährungswissenschaftlicher Sicht ist es am besten, täglich fünf Mal Gemüse und Obst zu essen. Und das geht so: Essen Sie zum Frühstück ein Müsli mit frischem Apfel. Zwischendurch am Vormittag gibt es ein Glas Gemüse- oder Obstsaft. Machen Sie mittags weiter mit einer großen Portion Gemüse – am besten gedünstet. Am Nachmittag gibt es einen frischen Obstsalat mit Joghurt oder Dickmilch und – warum auch nicht – ab und zu einen mit Obst belegten Hefekuchen. Am Abend folgt eine Gemüsesuppe oder ein

Salatteller zum belegten Brot. Wer zwischen den Hauptmahlzeiten Hunger bekommt, knabbert am besten eine frische Möhre, ein paar Kohlrabischeiben oder einen knackigen Apfel.

Werden Sie kreativ und probieren Sie immer mal wieder etwas Neues aus. Dann werden auch Ihre Kinder diese leichten Fitmacher mehr und mehr mögen. Entdecken Sie, wie unterschiedlich Gemüse und Obst schmecken kann! Die Rezepte der Spaß-Diät geben genügend Anregungen.

Hilfe, mein Kind hasst Obst!

Wenn Ihr Kind Obst, Gemüse oder gar beides komplett ablehnt und sich beim Anblick schon (theatralisch) windet, ist Schummeln angesagt. Versuchen Sie, das Gemüse in anderen Speisen zu verstecken. Geraspelte Karotte beispielsweise geht in Frikadellen optisch völlig unter. Pürierte Paprika verschwindet in der ohnehin roten Spaghettisoße, die ja meist sowieso schon aus gesunden Tomaten besteht. Püriert lassen sich getrocknete oder frische Früchte in Kuchenteig verstecken. Vielleicht ist aber auch eine selbst gemachte Fruchtmilch, ein selbst gemixter Trink-Cocktail oder Quarkspeise mit frischen Früchten ein guter Kompromiss? Oder ein bunt belegter Obstkuchen? Ebenfalls attraktiv für Kinder sind pikante Gemüse- oder süße Obstspieße.

Seien Sie aber zunächst einmal zufrieden, wenn Ihr Kind mit kleinen Mengen (z. B. zwei Tomatenscheiben auf dem Brot) und eingeschränkter Vielfalt (»Ich mag *nur* Äpfel und Bananen«) anfängt. Erzwingen Sie nichts, denn das lässt Obst und Gemüse bloß noch unattraktiver werden. Sorgen Sie dafür, dass frisches Obst immer griffbereit ist (gleich nach dem Einkauf waschen!). Bieten Sie zu den Hauptgerichten und zwischendurch immer auch mundgerecht vorbereitetes Obst und Gemüse an. Manchmal hält nämlich auch pure Faulheit Kinder davon ab, eine Orange zu essen, die man vorher noch schälen muss. Kirschen und Weintrauben sind unter diesem Aspekt ideal.

Körner und Kerne: Das hat Biss

Getreide ist aus der fettarmen Fitnessküche nicht wegzudenken, denn es besteht zum größten Teil aus Energie spendenden Kohlenhydraten und bildet somit eine wichtige Ernährungsgrundlage. Sportler schwören auf Müsli und Spaghetti. Ein kerniges Vollkornbrot fördert gründliches Kauen und hält besonders lange vor. Wer im Gegensatz dazu allerdings zum Frühstück nur weiches Weißbrot und helle Brötchen mit Butter und Marmelade isst, darf sich nicht wundern, wenn er nach kurzer Zeit wieder Hunger hat – dann leider meistens wieder auf Süßes.

Ballaststoffe aus Vollkornprodukten sind keine Belastung wie die überflüssigen Pfunde an Hüfte und Bauch. Im Gegenteil: sie entlasten, indem sie für einen guten Stuhlgang sorgen und satt machen.

Vollkornprodukte enthalten aber nicht nur mehr Ballaststoffe, sondern auch deutlich mehr Vitamine und Mineralstoffe als Lebensmittel aus »normalem« Weißmehl. Bevorzugen Sie also möglichst immer Vollkornprodukte. Bei Kuchen, Keksen und Croissants ist Vorsicht geboten. Denn in süßen Backwaren steckt neben Getreide meist jede Menge figurfeindliches Fett. Auch die für Hamburger typischen Softbrötchen sind kein gutes Beispiel für empfehlenswerte Getreideprodukte.

Wenn Kinder Nudeln und Reisgerichte mögen, ist das schön. Besser ist es noch, wenn ihnen auch Vollkornnudeln und Vollkornreis schmeckt. Aber versuchen Sie nicht Ihnen mit aller Macht die Vollkornvarianten schmackhaft machen zu wollen. Wenn viel – ebenfalls ballaststoffhaltiges – Gemüse zu herkömmlichen Nudeln oder Reis gegessen wird, ist das in Ordnung. Es ist aber immer einen Versuch wert, weißen Reis oder helle Nudeln mit Vollkornreis oder Vollkornteigwaren zu mischen. Parboiled Reis ist eine Art Kompromiss zwischen Vollkorn- und geschältem weißen Reis. Durch ein besonderes Verfahren bleiben viele Vitamine und Mineralstoffe erhalten. Nur die Ballaststoffe werden leider entfernt.

TIPP

Achtung! Nicht alles, was nach Vollkorn aussieht, ist auch garantiert aus dem vollen Korn gemacht. Manchmal sind bei Brot und Brötchen nur ein paar Körner aufgestreut oder mit eingebacken. Achten Sie bei verpacktem Brot auf Bezeichnungen wie Vollkornbrot, Vollkornschrot, Vollkornmehl, und fragen Sie in der Bäckerei nach »echten« Vollkornbroten.

Hülsenfrüchte, Nüsse, Sesam

Hülsenfrüchte wie weiße Bohnen, Erbsen, Linsen und Sojabohnen werden den Gemüsen zugerechnet, sind aber im Vergleich zu diesen wesentlich eiweißreicher. Eine Menge Ballaststoffe haben sie obendrein. Mindestens einmal in der Woche sollte daher ein Gericht aus Hülsenfrüchten auf den Tisch kommen, beispielsweise Linsen- oder Erbsensuppe. Solch ein Essen sättigt gut. Das wussten schon unsere Großeltern. Zusammen mit einer Scheibe Brot ergibt ein Teller Eintopf auch ohne Fleisch- oder Wursteinlage eine komplette Mahlzeit. Die etwas exotischeren Sojasprossen schmecken prima in einer gemischten Gemüsepfanne.

Nüsse, Sonnenblumenkerne und Sesamsaat sind im Vergleich zu Hülsenfrüchten deutlich fettreicher. In kleinen Mengen gegessen sind die Knabbereien jedoch sehr hochwertige Lebensmittel. Sie ergänzen herzhafte und süße Gemüse- und Obstsalate sowie Müslis, Gebäck und Quarkspeisen mit Vitamin E und wichtigen Mineralstoffen. Der Figur schaden sie nur, wenn man gleich eine ganze Hand voll von ihnen isst. Um dem gedankenlosen Wegfuttern einer ganzen Tüte beim Fernsehen vorzubeugen, sollte man Nüsse aller Art am besten selbst knacken. Das ist ein bisschen mühsam, dafür sind Nüsse mit Schale in der Regel frischer und haben mehr Geschmack.

TIPP
Popcorn aus Mais oder Reis ist eine fettarme Knabberei. Am besten machen Sie es selber und lassen es ungesüßt. Gekaufte Reiscrispies mit Schokoladenüberzug enthalten natürlich durchaus Fett.

Kartoffeln – abwechslungsreicher als gedacht

Es ist noch gar nicht so lange her, da spielte die Kartoffel eine ganz große Rolle in unserer Ernährung. Kartoffeln waren sogar einmal eine unserer wichtigsten Vitamin-C-Quellen. Heute wird die Kartoffel mehr und mehr vom Teller verdrängt. Die einen glauben, dass sie dick macht, die anderen halten sie gekocht als Salzkartoffel schlichtweg für fade. Damit tun sie der stärke-, vitamin- und mineralstoffreichen Knolle aber Unrecht. Was dick macht, sind bekanntlich eher die fettreichen Soßen, und langweilig sind Kartoffeln nun wirklich nicht.

Aus den tollen Knollen lassen sich eine ganze Menge abwechslungsreicher Gerichte zubereiten. Es gibt Pellkartoffeln, Folienkartoffeln, Kartoffelbrei, Bratkartoffeln, Knödel, Kartoffelsuppe und Kartoffelsalat. Von den heiß geliebten Pommes frites natürlich ganz zu schweigen. Leider sind bei Kindern, Jugendlichen und Erwachsenen auch die fettreichen Kartoffelchips ein großer Renner.

Für Pommes frites braucht man keine Fritteuse. Sie lassen sich mühe- und nahezu geruchlos auf einem Blech im Backofen zubereiten. Gönnen Sie Ihren Kindern ab und zu diese Freude. Kinder mögen Pommes nun mal gerne, und da ist es besser, wenn sie zu Hause die fettarme Variante bekommen, als dass sie auf die triefenden Stäbchen im Schnellimbiss fliegen. Außerdem können Sie auf diese Weise auch besser steuern, welche Soßen auf die Pommes kommen und welche nicht.

Bratkartoffeln kann man fettarm in einer beschichteten Pfanne zubereiten. So sind sie nicht nur bekömmlicher, sondern auch figurfreundlicher.

Die vielen gesunden Nährstoffe bleiben am besten erhalten, wenn man die Kartoffeln ungeschält mit nur wenig Wasser kocht. Pellkartoffeln mit selbst angerührtem Kräuterquark sind ein leckeres Gericht, das eigentlich alle mögen.

»Low fat« heißt nicht »no fat«

Die Empfehlung weniger Fett zu essen, darf nicht dazu führen, dass man auf hochwertige Pflanzenöle komplett verzichtet. Sie enthalten eine ganze Reihe gesunder Bestandteile. Außerdem helfen sie dem Körper auch bei der Aufnahme von Vitaminen aus Salat und Gemüse. Besonders empfehlenswert sind Oliven- und Rapsöl, wobei Kinder Rapsöl wegen seines milderen Geschmacks in der Regel lieber mögen. Nicht der Esslöffel Öl am Tag macht dick, sondern die vielen versteckten Fette in Gebäck, Schokolade, Chips, Wurst und Fertigprodukten einschließlich Fast Food!

Dauerthema: Süßigkeiten, Cola und Fast Food

Zunächst einmal sei betont, dass Verbote die Attraktivität derartig heiß geliebter Dinge nur noch weiter steigern. Und innerhalb einer ausgewogenen Ernährungsweise ist gegen solche kleinen »Sünden« hin und wieder nichts einzuwenden. Bei der Spaß-Diät gibt es keine Verbote. Eine strikte Einteilung in »gesund« und »ungesund« ist beim täglichen Essen und Trinken fehl am Platz. Wichtiger ist es, einen gelassenen und bewussten Umgang mit allem, was Kinder essen und trinken, anzustreben.

Wenn Ihr Kind also immer wieder Appetit auf etwas Süßes hat, sollten Sie ihm im Anschluss an eine Mahlzeit eine Süßigkeit erlauben, beispielsweise Pudding oder Eis. Das ist jedenfalls – nicht zuletzt auch für die Zähne – besser, als ständig zwischendurch etwas zu naschen. Außerdem isst Ihr Kind die Süßigkeiten dann nicht aus Hunger oder Langeweile, was schnell zu einer zu großen Portion führt.

Der Schokoriegel auf dem Nachhauseweg von der Schule macht nur vorübergehend satt. Häufig bleibt das Mittagessen danach stehen. Doch kurze Zeit später meldet sich wieder der Süßhunger. Es besteht die Gefahr, dass Kinder sich mit Süßigkeiten durch den Tag mogeln.

Als Belohnung oder Trostpflaster sind Süßigkeiten in jedem Fall problematisch. Darauf wurde in den vergangenen Kapiteln schon hingewiesen.

TIPP
Oft befriedigt auch schon ein Glas Trinkschokolade den Süßhunger. Mit der Schokomilch bekommt Ihr Kind eine Menge Kalzium und weniger Fett als mit einem Riegel.

Überlegen Sie auch einmal gemeinsam mit Ihrem Kind, ob Süßigkeiten wirklich gut angelegtes Taschengeld sind. Sicher gibt es andere Dinge, auf die es sich zu sparen lohnt und an denen Ihr Kind vor allem länger Freude hat.

Fast Food – so schlimm wie sein Ruf?

Es fällt leicht, bei diesem Thema vorschnell Kritik zu üben. Dabei sollte man das Problem Schnellimbiss ruhig etwas genauer unter die Lupe nehmen. Zunächst einmal gehen Kinder nicht zu Mac Imbiss & Co., weil es ihnen dort besonders gut schmeckt oder sie sich gesund ernähren wollen. Was sie dort suchen und was für sie dort stimmt, ist in erster Linie die Atmosphäre und das Ambiente. Man trifft sich mit seiner Clique. Auch eine Geburtstagsfete dort steht bei Kindern hoch im Kurs.

Im Prinzip ist gegen gelegentlichen Fast-Food-Konsum nichts einzuwenden. Man sollte aber wissen, dass bei den gängigen Fast-Food-Mahlzeiten viele Komponenten zu kurz kommen, die in einer ausgewogenen Ernährung nicht fehlen dürfen. Dazu gehören Vollkornprodukte, Obst, Gemüse und fettarme Milchprodukte. Umso wichtiger ist es dann, dass Sie Ihrem Kind bei den häuslichen Mahlzeiten die richtige Ergänzung bieten. Hinsichtlich Fett- und Kaloriengehalt schneidet ein einfacher Hamburger mit einer kleinen Salatportion und einem Glas Mineralwasser oder Apfelsaftschorle natürlich viel besser ab als »Currywurst mit Pommes rot-weiß« und eine Cola.

Schmackhafte Alternativen mit einem höheren Gemüseanteil sind Döner mit Geflügelfleisch und diverse Wraps, dünne Teigrollen mit Gemüse-, Salat- oder Fleischfüllung.

Fast Food heißt nicht schnell essen

Das größte Problem beim Essen im Schnellimbiss besteht darin, dass eine Portion hier im Fett- und Kaloriengehalt meistens einer kompletten Hauptmahlzeit entspricht. Sie wird allerdings häufig wie eine Zwischenmahlzeit verzehrt – eben auf die Schnelle, im Stehen oder nebenbei. Nicht selten führt genau die Art und Weise der Essensaufnahme dazu, dass man Fast Food gar nicht als richtige Mahlzeit registriert. Aber leider sind die gewählten Gerichte viel zu gehaltvoll für zwischendurch. So kommen leicht zu viele Kalorien zusammen. Außerdem laden Mac Imbiss & Co. rund um die Uhr und zu jeder Gelegenheit zum Essen ein. Gerade für übergewichtige Kinder und Jugendliche ist dagegen ein geregelter Essrhythmus mit festen Mahlzeiten besser.

Fertigprodukte – richtig ausgewählt und kombiniert

Tiefgefrorenes, erntefrisches Gemüse – das erleichtert nicht nur die Hausarbeit, sondern enthält sogar oft mehr Vitamine als überlagertes Gemüse aus dem Supermarkt.

Doch bei allen anderen Fertigprodukten sollte man sorgfältig auswählen. Komplette Fertiggerichte – egal ob aus Dose, Tüte, Pappschachtel oder Tiefkühltruhe – haben zum Teil beträchtliche Fettgehalte. Bei vielen Produkten lohnt sich ein Blick auf die Nährwertangaben. Gerade bei Gemüsezubereitungen sind üppige Sahnesoßen und Panaden unnötige Fettquellen. Man kann sie umgehen, indem man frisches oder tiefgefrorenes Gemüse pur kauft, es selber zubereitet und mit Fantasie abschmeckt, also lieber mit Kräutern und mit nur wenig Crème fraîche oder saurer Sahne.

Viele Fertiggerichte kann man auch mit Gemüsestückchen, Kräutern, Obst oder fettarmem Käse aufpeppen. Das verbessert Nährwertbilanz und Geschmack. Auch durch Kartoffeln, Parboiled Reis oder frischen Salat als Beilage kann man aus so manchem Fertiggericht noch etwas mehr herausholen.

Wenn es ganz schnell gehen soll, stellen Sie doch einfach ein paar in Viertel geschnittene Tomaten oder Karottenstücke mit auf den Tisch. Die simpelste »Vitaminspritze« für eine Fertigproduktmahlzeit ist immer noch frisches Obst zum Nachtisch.

TIPP
Wenn Sie eine geräumige Tiefkühltruhe besitzen, können Sie sich einen Vorrat an selbst gemachten Fertiggerichten anlegen. Bereiten Sie einfach immer größere Mengen zu und frieren Sie einen Teil portionsweise ein. So haben Sie bei akutem Zeitmangel schnell eine fertige Mahlzeit auf dem Tisch.

Brauchen Kinder eine Extrawurst?

Die meist auffällige und bunte Verpackung so genannter Kinderlebensmittel soll insbesondere die Kleinen ansprechen. Die Betonung des angeblich speziell auf die Bedürfnisse von Kindern zugeschnittenen Nährstoffgehalts zielt dagegen eher auf die Eltern ab. Diese süßen Naschereien könne man seinen Kindern wirklich guten Gewissens erlauben, so die Botschaft.

Auch wenn das eine oder andere Produkt relativ viel Kalzium enthält, so hat doch ein herkömmlicher Joghurt oder ein Glas frische Milch (mit 1,5 Prozent Fett) dasselbe zu bieten, ohne allerdings mit zusätzlichen Zucker- und Fettkalorien belastet zu sein. Ideale Kindersnacks sind solche Produkte jedenfalls nicht.

Man sollte lieber darüber nachdenken, wie man normale Lebensmittel für Kinder attraktiver macht. Ein Weg führt über die Verpackung. Gegen einen bunten Joghurtbecher mit Kindermotiven oder eine originelle Frühstücksbox für Pausenbrot und Apfel wäre doch überhaupt nichts einzuwenden. Und eine Apfelsaftschorle schmeckt Kindern und Jugendlichen aus einer speziellen Sportflasche vielleicht noch besser.

Nahrungsergänzung und -anreicherung

Mit Kalzium angereicherte Obstsäfte, Vitaminbonbons oder Mineralstoffe in Pillenform sind keine Alternative zu einer ausgewogenen und vollwertigen Ernährung! Weder für Kinder noch für Erwachsene. Schließlich kann man durch zusätzliche Vitamine nicht die Nachteile einer kalorien- und fettreichen Ernährungsweise wettmachen.

Weder Nahrungsergänzungsmittel noch künstlich angereicherte Produkte oder spezielle Kinderlebensmittel dürfen dazu führen, dass man sich in puncto gesunde Ernährung auf der sicheren Seite fühlt. Wenn Kinder vorübergehend einseitig essen oder bestimmte Lebensmittel nicht vertragen, kann eine Nahrungsergänzung dennoch angezeigt und richtig sein. Allerdings sind dies nur Ausnahmesituationen, die Sie mit dem Kinder- und Jugendarzt besprechen sollten.

Die »Spaß-Diät-Ampel«

Nachdem Sie nun schon eine ganze Menge über die fettarme und figurbewusste Ernährungsweise erfahren haben, zeigt Ihnen die »Spaß-Diät-Ampel« im Farbbildteil die wichtigsten Lebensmittelgruppen noch einmal im Überblick. Vielleicht ist es für Sie und Ihr Kind eine Hilfe, wenn Sie die Einteilung in der Küche immer vor Augen haben. Sie können beispielsweise diese Seite kopieren und aufhängen. Oder Ihr Kind bastelt ein Klebebild mit den entsprechenden Produkten und schreibt die Namen noch einmal daneben.

Regelmäßiges Essen für gleich bleibende Energie

Ob Schulkind, Büroangestellte oder Sportler – jeder sollte möglichst regelmäßig essen. Das muss nicht heißen, dass man seine Mahlzeiten genau nach der Uhr ausrichten soll. Doch eines ist klar: Nur regelmäßiges Essen garantiert einen gleichmäßigen Zuckerspiegel im Blut. Und der ist schließlich die Energiequelle sowohl für Muskel- als auch Kopfarbeit. Fällt der Blutzucker ab, wird man müde und hungrig. Wenn man also den ganzen Tag über ungefähr gleich fit sein möchte, muss man mindestens drei feste Mahlzeiten zu sich nehmen. Falls der Magen gar zu sehr knurrt, dürfen auch noch zwei kleine Zwischenmahlzeiten eingeschoben werden.

Kinder brauchen oft auf Dauer fünf Mahlzeiten. Am besten sind für sie fünf kleinere statt zwei bis drei üppige Portionen. Ihre Energiespeicher sind einfach kleiner als die von Erwachsenen. Folglich reagieren Kinder auch empfindlicher auf Blutzuckerschwankungen. Allzu lange Esspausen verstärken zudem ihren Heißhunger. Und der führt zum unkontrollierten Mehressen.

- Beinahe die wichtigste Mahlzeit ist das Frühstück. Dennoch wird es von vielen sträflich vernachlässigt. Fällt es ganz aus, fehlen am Vormittag wichtige Nährstoffe für Leistung und Stressabwehr. Bewährt hat sich für den Morgen die Kombination aus Vollkorn, einem fettarmen Milchprodukt und frischem Obst. Daraus kann man zum Beispiel ein Müsli mit kernigen Haferflocken, Joghurt und Erdbeeren zusammenstellen. Als Alternative bietet sich ein fruchtig belegtes Vollkornbrot mit Quark und Apfel- oder Bananenscheiben an. Solch ein Frühstück ist das beste Sprungbrett in den Tag und hält auch schön lange vor. So kann sich Ihr Kind im Unterricht gut konzentrieren und ist vor Heißhunger auf Süßigkeiten geschützt.
- Zwischendurch reichen dann oft zwei Karotten oder ein Apfel. Dazu kann fettarme Milch getrunken werden. Auf dem Heimweg sollten Kinder nichts naschen, weil ihr Hunger sonst kurzfristig gestillt wird. Als Folge lassen die Kinder dann das Mittagessen stehen.
- Für die Mittagsmahlzeit gibt es natürlich jede Menge Möglichkeiten an warmen Gerichten und Salaten. Wenn bei Ihnen in der Familie abends gemeinsam warm gegessen wird, sollten Sie mittags kürzer treten und schon mal nur ein leckeres Brot reichen. Anregungen für entsprechende Fitmachermahlzeiten finden Sie im Rezeptteil dieses Buches.
- Nachmittags sollten Kinder sich bewegen und körperlich aktiv sein. Eine Stunde vor dem Sport empfiehlt sich eine Banane oder ein Glas Apfelsaftschorle mit ein paar Vollkornkeksen. Auch ein dünn mit Quark und Marmelade oder Honig bestrichenes Brot ist ein kleiner Energiespen-

der für sportliche Leistungen. Nicht angebracht sind dagegen Riegel und sonstige Süßigkeiten oder gar Fast-Food-Angebote. Kinder und Jugendliche sollen lernen einzuschätzen, ob sie wirklich hungrig sind oder ob nur der Anblick von Süßigkeiten sie zum Essen verführt.

- Abends gibt es dann eine warme Hauptmahlzeit im Familienkreis oder nur Brote und Salat – je nachdem wie üppig die Mittagsmahlzeit gewesen ist.

Unregelmäßiges Essen ist sicherlich ein besonderes Ernährungsproblem der heutigen Zeit. Sie als Eltern sollten daher auf eine gewisse Mahlzeitenordnung achten und Ihre Kinder entsprechend dazu anhalten, auch wenn Sie beide berufstätig sind. Ein wichtiger Punkt ist dabei auch, Kindern zu zeigen, wie sie sich selbst kleine Mahlzeiten zubereiten können. Im Zeitalter der Fertiggerichte ist die Vermittlung von Grundkenntnissen im Kochen ein ganz wichtiges Thema.

Trinken – fast noch wichtiger als Essen

Trinken sollte man regelmäßig über den Tag verteilt immer wieder einmal ein Glas. So verwechselt man auch nicht Durst mit Hunger und isst nicht zwischendurch, obwohl man eigentlich etwas trinken sollte. Allerdings ist Getränk nicht gleich Getränk.

Koffeinhaltige Getränke und zuckerreiche Limonaden sind nicht wirklich gute Durstlöscher. Man braucht nur einmal Sportler zu fragen, die auf derartige Getränke während eines Wettkampfs gerne verzichten. Zuckerhaltige Limonaden verweilen genau wie unverdünnte Säfte zu lange im Magen und sorgen während des Sports für ein unangenehmes Völlegefühl. Koffein aus Kaffee und Colagetränken beschleunigt sogar die Wasserausscheidung über die Nieren. Statt durchs Schwitzen verloren gegangenes Wasser zu ersetzen, bewirken koffeinhaltige Getränke also eher das Gegenteil und entziehen dem Körper Wasser. Als Durstlöscher besser geeignet sind Wasser, Mineralwasser, gut verdünnte Fruchtsäfte wie Apfelsaftschorle oder leicht gesüßter Früchtetee.

TIPP

Viele Sportler schwören auf Mineralwasser und Apfelsaftschorle. Vielleicht überzeugt dieses Argument Ihr Kind, und Sie können es dazu überreden, es im Trinken seinem Lieblingssportler gleichzutun. Spezielle Sportlergetränke brauchen Kinder allerdings nicht. Viel wichtiger wäre es, in den Schulen auf dem Pausenhof und in der Turnhalle Wasserspender aufzustellen.

Ein paar Worte zum Thema Pausenbrot

Die Deutsche Gesellschaft für Ernährung (DGE) empfiehlt: »Kinder benötigen am Morgen ausreichend Energie und Nährstoffe, damit sie in der Schule fit und leistungsfähig sind. Deshalb sollte der Tag am besten mit einem vollwertigen Frühstück vor und einem zweiten in der Schule beginnen. Eine Kombination aus Brot, frischem Obst oder Gemüserohkost sowie ein Milchprodukt bietet genau das Richtige. Der schnelle Griff zu Schokoriegel, Waffeln und Co. ist der falsche Weg, denn diese Lebensmittel sind in aller Regel zu süß und zu fettreich. Außerdem enthalten sie meist nur wenig oder gar keine Vitamine, Mineralstoffe, Ballaststoffe und sekundäre Pflanzenstoffe.«

Idealerweise ergänzen sich das erste Frühstück und die Pausenverpflegung. Zu Hause kann es beispielsweise eine Scheibe belegtes Brot oder ein Müsli mit Milch, Joghurt oder Quark geben. Frisches Obst im Müsli macht Appetit und sorgt für Abwechslung. Die Pausenverpflegung kann unterschiedlich aussehen. Getränke dürfen aber bei beiden Frühstücken auf keinen Fall fehlen.

Die Deutsche Gesellschaft für Ernährung gibt folgende Empfehlungen:

- Geeignete Pausenbrote sind Vollkornbrot oder -brötchen, dünn bestrichen mit Butter, Margarine oder Frischkäse und belegt mit magerem Schinken, fettarmer Wurst, Käse oder vegetarischem Brotaufstrich.
- Schmackhaft werden die Brote für Kinder durch eine abwechslungsreiche Auswahl, mundgerechte Portionen oder das Schneiden in lustige Formen.
- Ein Joghurt, ein fettarmer Quark mit klein geschnittenem Obst oder auch ein Milch-, Joghurt- oder Buttermilchdrink ergänzen das Schulbrot und erfrischen in den Pausen.
- Frisches Obst und Gemüse nach Saison wie Erdbeeren, Apfelschnitze, Kirschen, Melonenstücke und Gurken, Paprika, Karotten oder Radieschen sind – mundgerecht vorgeschnitten – handlich und beliebt.
- Ausreichend Flüssigkeit in Form von Mineralwasser, ungesüßten Tees oder Fruchtsaftschorlen sollte den Kindern immer zur Verfügung stehen, denn das löscht den Durst und lässt die Nahrung besser »rutschen«. Fruchtnektare und zuckerhaltige Limonaden sollten aufgrund ihres hohen Zuckergehalts nicht zum Schulfrühstück gehören.
- Milch und angereicherte Milchmixgetränke eignen sich als Zwischenmahlzeit. Sie sollten nicht zum Durstlöschen dienen.

- Süße Riegel, Schnitten und ähnliche Pausensnacks sind weniger empfehlenswert. Klein und handlich sind sie zwar äußerst praktisch für unterwegs, enthalten aber relativ viel Fett und Zucker. Sie gehören nicht zum täglichen Pausenbrot.

(Quelle: DGE aktuell 6/2002)

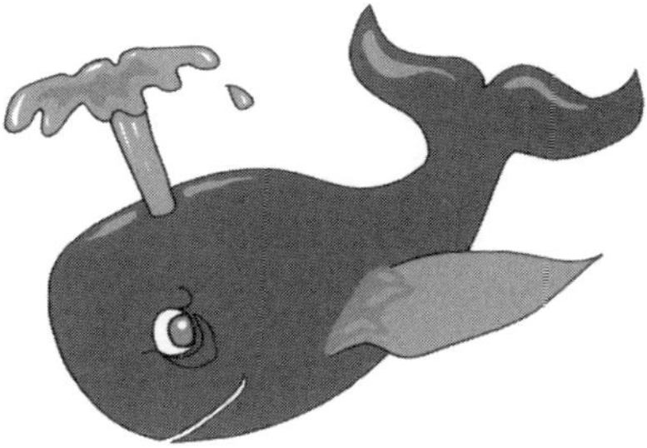

Kapitel 5

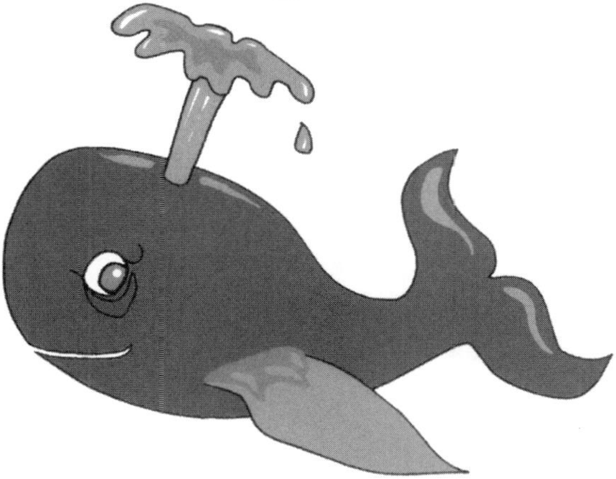

Rezepte der Spaß-Diät für Kinder

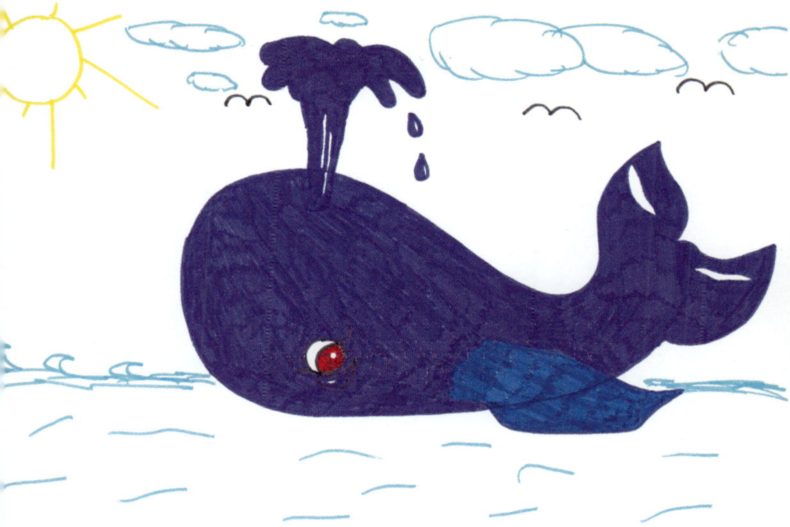

Inga, 15

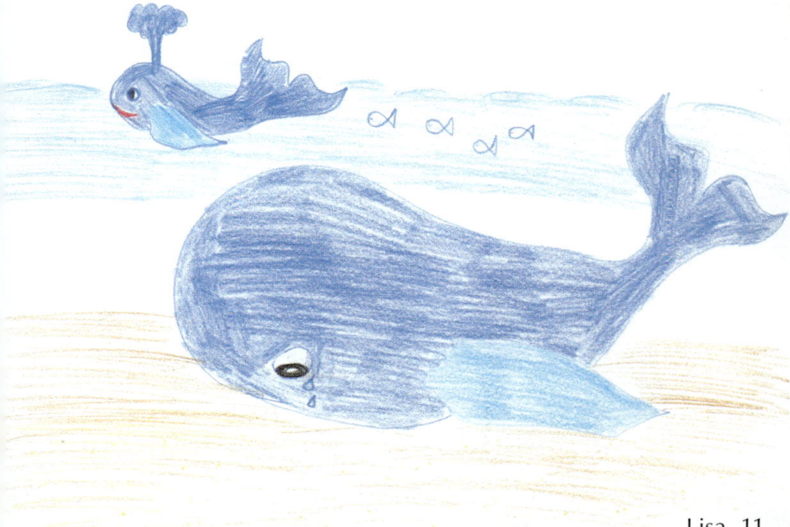

Lisa, 11

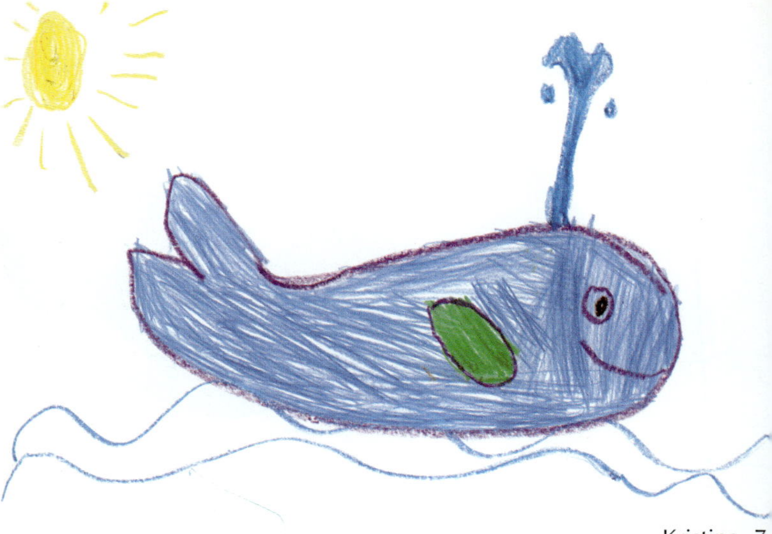

Kristina, 7

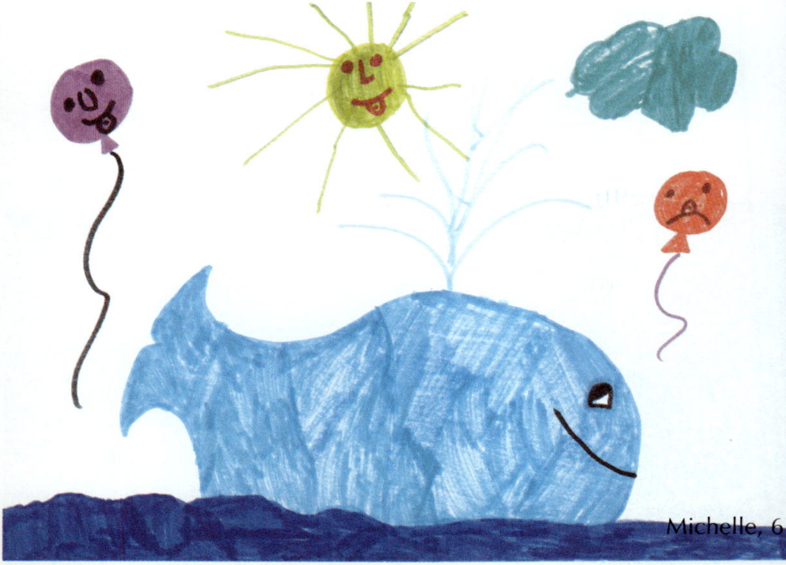

Michelle, 6

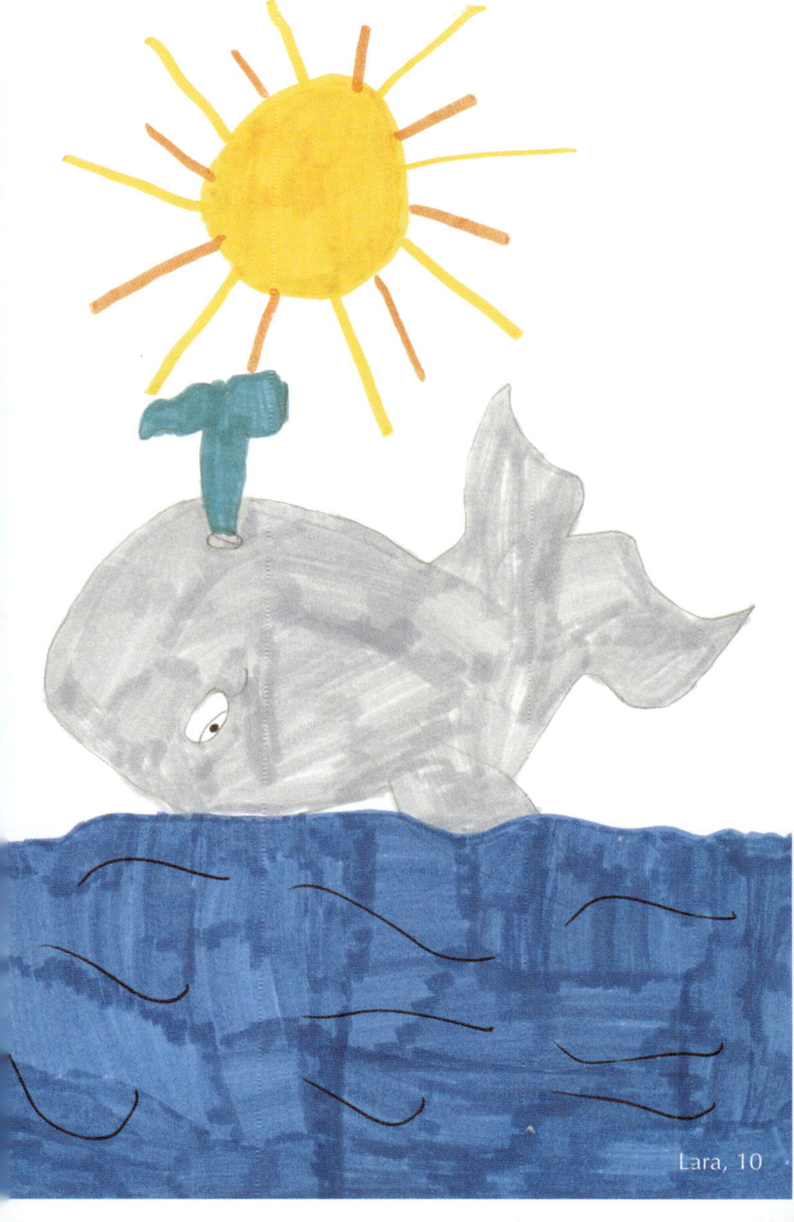
Lara, 10

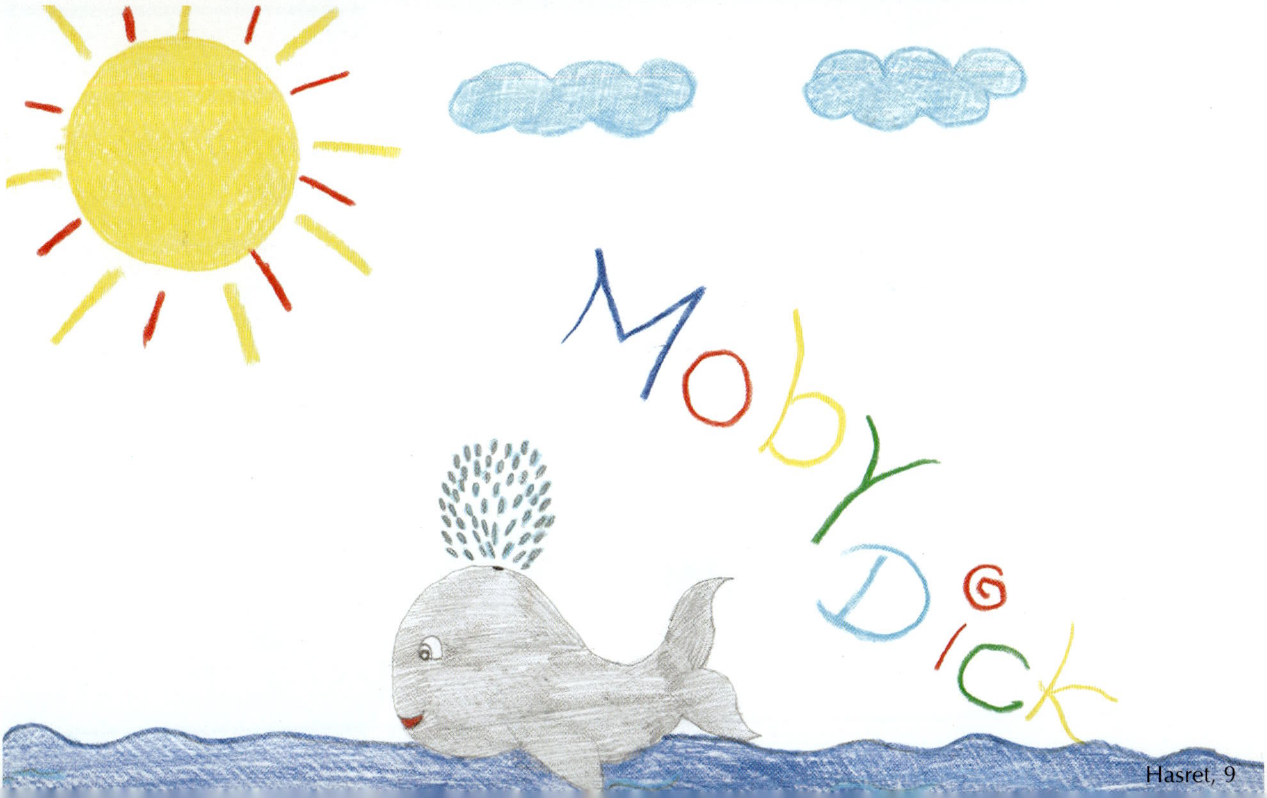

Hasret, 9

Bevor es jetzt in die Küche geht, möchten wir noch einige Hinweise zu den Rezepten geben. Gerichte, die für vier Personen gedacht sind, können Sie selbstverständlich auch nur für zwei Personen zubereiten, indem Sie die Zutatenmenge halbieren. Oder Sie verwenden die gesamte Zutatenmenge und frieren einfach zwei Portionen ein. So haben Sie immer eine schnelle Mahlzeit parat.

Beim Thema Übergewicht steht der bewusste Umgang mit Fett im Vordergrund. Aus gesundheitlicher Sicht sind Raps- und Olivenöl die beste Wahl. Wenn Sie mögen, probieren Sie einmal Maiskeim- oder Sojaöl aus. Mit diesen pflanzlichen Ölen muss man nicht geizen, sollte anstelle des schwer dosierbaren Schusses aus der Flasche die gewünschte Menge aber besser mit dem Löffel abmessen. Raps- und Olivenöl sind auch zum Anbraten geeignet. Statt einer größeren Menge Öl empfehlen wir in diesem Fall allerdings lieber eine beschichtete Pfanne.

Am leichtesten ist es, bei den Streichfetten einzusparen. Unter den meisten Käse- und Wurstsorten oder auch unter Quark kann man auf Fett oft ganz verzichten. Probieren Sie auch einmal Senf, Tomaten- oder Paprikamark unter einer Scheibe Wurst oder Käse. Viele greifen gerne zu Halbfettmargarine oder -butter. Diese beiden fettreduzierten Alternativen eignen sich jedoch nicht zum Braten. Wer allerdings gelernt hat, Butter oder Margarine nur dünn aufs Brot zu streichen, darf auf die Halbfettvariante getrost verzichten. Wie gesagt: In den meisten Fällen ist Streichfett gar nicht nötig!

Aus Gründen des »Geschmackstrainings« sollte auch Kochsalz nur sparsam zum Einsatz kommen. Greifen Sie lieber bei Petersilie, Schnittlauch und Co. reichlich zu, denn frische oder tiefgefrorene Kräuter und Gewürze geben fettarmen Gerichten erst den richtigen Pfiff.

Empfehlenswerte Gartechniken sind: Dämpfen und Dünsten, Garen im Tontopf oder Wok (asiatische hochgezogene Pfanne), Backen und Grillen im Backofen sowie Braten in beschichteten Pfannen.

Wenn Sie mittags ein kaltes Gericht auf den Tisch bringen, können Sie abends ruhig etwas Warmes servieren. Sofern Sie Essen und Trinken über den Tag richtig verteilen, haben wir gegen eine abendliche Hauptmahlzeit mit der ganzen Familie nichts einzuwenden. Lassen Sie also keine Mahlzeiten ausfallen, um sich den Hunger für ein allzu üppiges Abendessen »aufzusparen«.

Im vorliegenden Rezeptkapitel finden Sie Frühstücksideen, Snacks für zwischendurch, kalte und warme Hauptgerichte, Süßes, Durstlöscher und die Lieblingsrezepte der Moby-Dick-Kinder, die alle in den Gruppen ausprobiert wurden.

Und jetzt viel Vergnügen beim Kochen und guten Appetit!

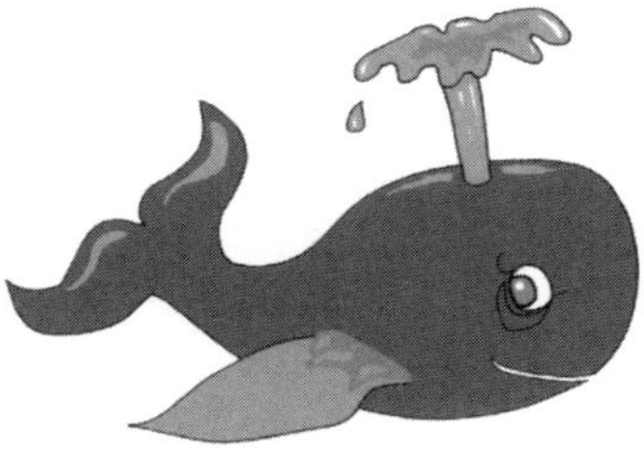

Bugs-Bunny-Müsli

(4 Personen)

Zutaten:

1 großer Becher fettarmer Joghurt (500 g)
4 mittelgroße Karotten
Fettarme Milch nach Geschmack
2 Äpfel
4 TL Sonnenblumenkerne
10 EL Haferflocken

Zubereitung:

1. Joghurt cremig rühren.
2. Karotten und Äpfel raspeln und mit den Sonnenblumenkernen und Haferflocken unter den Joghurt mischen.
3. Eventuell etwas fettarme Milch zugeben, bis die gewünschte Konsistenz erreicht ist.

Früchtemüsli

(4 Personen)

Zutaten:

300 g fettarmer Joghurt
1 Glas Orangensaft (200 ml)
1 Banane oder 1 Apfel
1 Mandarine
2 EL Rosinen
1 EL gehackte Haselnüsse
15 EL Haferflocken

Zubereitung:

1. Joghurt mit Orangensaft verrühren.
2. Obst klein schneiden.
3. Alle Zutaten miteinander vermischen.

Knuspermüsli

(4 Personen)

Zutaten:

1 kleine Tasse Milch
1 großer Becher fettarmer Joghurt (500 g)
15 EL Haferflocken
10 EL Cornflakes
2 Bananen
4 TL Kokosraspel
4 TL Sonnenblumenkerne

Zubereitung:

1. Milch und Joghurt verrühren.
2. Haferflocken und Cornflakes mischen.
3. Bananen klein schneiden und zusammen mit den Kokosraspeln, Sonnenblumenkernen und der Haferflocken-Cornflakes-Mischung unter den Joghurt heben.

Sandwich

(4 Personen)

Zutaten:

1 Eisbergsalat
1 Salatgurke
4 Scheiben Vollkorn- oder Dreikorntoast
2 TL fettreduzierte Mayonnaise
2 TL Ketchup
100 g Putenbrustaufschnitt

Zubereitung:

1. Die äußeren Blätter des Eisbergsalats entfernen. Einige innere Blätter in Stücke rupfen.
2. Gurke waschen und in dünne Scheiben schneiden.
3. Mayonnaise und Ketchup verrühren und die Mischung dünn auf zwei Toastscheiben streichen.
4. Das Gemüse auf die bestrichenen Toasts legen.
5. Putenbrust auf dem Gemüse verteilen.
6. Mit den beiden anderen Toastscheiben bedecken und diagonal in zwei Hälften schneiden.

Variante mit Thunfisch:

Statt Putenbrust schmeckt auf dem Toast auch Fisch. Aber bitte verwenden Sie Thunfisch »im eigenen Saft« und nicht etwa »in Öl«. Lassen Sie nach dem Öffnen der Dose den Saft abtropfen und rupfen Sie dann den Fisch mit einer Gabel in kleine Stückchen. Geschnittene Lauchzwiebeln oder Zwiebeln machen das Ganze noch etwas pikanter.

Tipp:

Bei Toast sollten Sie sehr genau auf das Haltbarkeitsdatum schauen. Frischen Toast erkennen Sie außerdem an den kleinen Wasserperlen auf der Innenseite der Verpackung.

Italienischer Salat

(4 Personen)

Zutaten:

½ Kopf Blattsalat
(z. B. Eisberg-, Römer- oder Kopfsalat)
½ grüne Paprika
½ gelbe Paprika
2 Tomaten
1 Zwiebel
½ Salatgurke
Petersilie, Dill, Schnittlauch, Basilikum

Für die Salatsoße:

1 Knoblauchzehe
½ TL Senf
2 EL Kräuteressig
1 EL Pflanzenöl
Pfeffer
1 TL Jodsalz
1 TL Zucker

Zubereitung:

1. Knoblauchzehe schälen und fein würfeln.
2. Knoblauch mit Senf, Salz, Zucker, Pfeffer, Essig und Öl zu einem Dressing verrühren.
3. Salat, Paprikaschoten, Tomaten und Gurke waschen.
4. Salat in mundgerechte Stücke zerpflücken.
5. Paprikaschoten entkernen und in Streifen schneiden.
6. Zwiebel schälen und in Ringe schneiden, Tomaten und Gurke grob würfeln.
7. Alle Zutaten in einer großen Salatschüssel mit dem Dressing vermischen.
8. Kräuter waschen, klein hacken und über den Salat streuen.

Tipp:

Frisches Vollkornbrot schmeckt zu diesem Salat besonders gut.

Bunte Salatschüssel

(4 Personen)

Zutaten:	***Für die Salatsoße:***
2 große Tomaten	**150 g Joghurt (1,5 % Fett)**
1 gelbe Paprika	**Saft einer halben Zitrone**
1 rote Paprika	**1 TL Obstessig**
1 Salatgurke	**frische Kräuter, gehackt**
1 kleine Zwiebel	**Pfeffer**
½ Kopf- oder Eisbergsalat	**Salz**

Zubereitung:

1. Gemüse und Salat waschen.
2. Stielansätze der Tomaten entfernen. Salatblätter klein rupfen.
3. Tomate, Paprika und Gurke würfeln.
4. Zwiebel schälen und in Ringe schneiden.
5. Die Zutaten für die Salatsoße mischen.
6. Erst den Blattsalat, dann das restliche Gemüse in eine Salatschüssel geben und kurz vor dem Servieren mit der Soße übergießen.

Tipp:

Zu diesem Salat schmeckt kerniges Vollkornbrot sehr gut.

Römer-Salat

(4 Personen)

Zutaten:

1 Römersalat
2 rote Paprikaschoten
2 Zucchini
1 Zwiebel
2 Scheiben gekochten Schinken
100 g Kidneybohnen
70 g geriebener fettarmer Käse (30 % Fett i. Tr.)

Für die Salatsoße:

1 kleiner Becher Joghurt (1,5 % Fett)
½ TL Obstessig
1–2 EL Zitronensaft
frische Kräuter
Pfeffer
Salz

Zubereitung:

1. Römersalat klein schneiden und in einem Sieb waschen.
2. Rote Paprika waschen und in mundgerechte Stückchen schneiden.
3. Zucchini waschen, die Enden entfernen und in Scheiben schneiden.
4. Zwiebel schälen und in Ringe schneiden.
5. Den gekochten Schinken in Streifen schneiden.
6. Die Kräuter waschen, fein hacken und mit den restlichen Soßenzutaten mischen.
7. Erst den Salat, dann die übrigen Zutaten in eine Salatschüssel geben und kurz vor dem Servieren mit der Salatsoße übergießen.

Griechischer Salat

(4 Personen)

Zutaten:

½ Eisbergsalat
½ Gurke
2 Tomaten
1 gelbe Paprika
5 Champignons
2 frische Eier
50 g Schafskäse
½ Dose Mais

Für die Salatsoße:

1 kleiner Becher Joghurt (1,5 % Fett)
½ TL Obstessig
1–2 EL Zitronensaft
frische Kräuter
Pfeffer
Salz

Zubereitung:

1. Eisbergsalat in mundgerechte Stücke rupfen und in einem Sieb waschen.
2. Gurke waschen, schälen und würfeln.
3. Tomaten waschen, Stielansätze entfernen und achteln.
4. Paprika waschen und in kleine Stücke schneiden.
5. Champignons putzen, waschen und in dünne Scheiben schneiden.
6. Eier kochen, kalt abschrecken, pellen und in Scheiben teilen.
7. Schafskäse würfeln.
8. Die Kräuter waschen, fein hacken und mit den restlichen Soßenzutaten mischen.
9. Erst den Salat, dann die übrigen Zutaten in eine Schüssel geben und kurz vor dem Servieren mit dem Dressing übergießen.

Sommersalat
(4 Personen)

Zutaten:
½ Römersalat
½ Radicchio
1 rote Paprika
4 Karotten
Radieschen
2 frische Eier
2 Scheiben gekochten Schinken

Für die Salatsoße:
150 g Joghurt (1,5 % Fett)
½ TL Obstessig
1–2 EL Zitronensaft
frische Kräuter
Pfeffer
Salz

Zubereitung:

1. Römersalat und Radicchio klein schneiden und in einem Sieb waschen.
2. Rote Paprika waschen und in mundgerechte Stückchen schneiden.
3. Karotten dünn schälen und in Scheiben schneiden.
4. Radieschen waschen, Stielansätze entfernen und in feine Scheiben schneiden.
5. Eier kochen, kalt abschrecken, pellen und in dünne Scheiben teilen.
6. Den gekochten Schinken in Streifen schneiden.
7. Die Kräuter waschen, fein hacken und mit den restlichen Soßenzutaten verrühren.
8. Erst den Salat, dann die übrigen Zutaten in eine Salatschüssel geben und kurz vor dem Servieren mit der Salatsoße übergießen.

Tomatensalat
(4–6 Personen)

Zutaten:
10 Tomaten
1 Zwiebel

Für die Salatsoße:
1 EL Pflanzenöl
1 EL Essig
Basilikum
Pfeffer, Jodsalz

Zubereitung:

1. Tomaten waschen, Stielansätze entfernen und die Tomaten in Scheiben oder Spalten schneiden.
2. Zwiebel schälen und fein würfeln.
3. Basilikumblätter hacken.
4. Aus Öl, Essig, Salz, Pfeffer und Basilikum eine Salatsoße zubereiten.
5. Tomaten mit den Zwiebeln vermengen und die Salatsoße darüber geben.

Tipp:

Zu diesem Salat passt besonders gut Fladenbrot, aber natürlich auch Vollkornbrot..

Kartoffelsalat
(4 Personen)

Zutaten:
700–800 g Kartoffeln
1 große Zwiebel
2–3 mittelgroße Gewürzgurken

Für die Salatsoße:

1 kleiner Becher Joghurt (1,5 % Fett)
2 EL fettreduzierte Mayonnaise
2 EL Obstessig
4 EL Wasser
½ TL Senf
frisch gemahlener Pfeffer
2 Messerspitzen Jodsalz

Als Garnitur:

2 Tomaten, ¼ Salatgurke, Petersilie

Zubereitung:

1. Kartoffeln gut waschen und in etwa 40 Minuten gar kochen. Dann abschrecken und eine halbe Stunde abkühlen lassen.
2. Kartoffeln pellen und in Scheiben schneiden.
3. Die Zutaten für die Salatsoße in einer großen Schüssel gut verrühren. Die Soße sollte etwa so dickflüssig wie süße Sahne sein.
4. Zwiebel in dünne Ringe, Gewürzgurken in Scheibchen schneiden und zur Soße in die Schüssel geben.
5. Kartoffelscheiben dazugeben und alles vorsichtig vermengen.
6. Tomaten, Salatgurke und Petersilie waschen und klein schneiden. Tomaten achteln, die Gurke in Scheiben schneiden und den Salat damit garnieren.

Tipp:

Wenn der Kartoffelsalat zu trocken geworden ist, können Sie eine halbe Tasse Wasser mit einer Messerspitze Salz verrühren. Gießen Sie nun nach Bedarf Flüssigkeit an den Salat, mischen Sie gut durch und schmecken Sie den Salat erneut ab.

Zu Kartoffelsalat schmeckt am besten ein in einem Esslöffel Sonnenblumenöl angebratenes Puten- oder Hühnerbrustfilet, ein Schinkenröllchen aus gekochtem Schinken ohne Fettrand oder ein in Vollkornmehl gewendetes und in einem Esslöffel Sonnenblumenöl gebratenes Seefischfilet.

Sauerkraut-Orangen-Salat

(4 Personen)

Zutaten:

1 Orange
100 g Sauerkraut
1 grüne Paprika
2–3 Tomaten
1 EL Apfelessig
50 g saure Sahne
1 EL Schnittlauchröllchen
1 Kästchen Kresse
20 g Walnüsse
Pfeffer
Jodsalz

Zubereitung:

1. Orange schälen, die einzelnen Spalten von den weißen Häutchen befreien und dabei den austretenden Saft auffangen.
2. Orangensaft mit Essig und saurer Sahne zu einer Soße verrühren und mit Schnittlauch, Salz und Pfeffer abschmecken.
3. Sauerkraut mit der Gabel etwas zerpflücken. Mit Paprika, Tomaten, Orangenfilets und der Soße vermengen.
4. Kresse abschneiden und kranzförmig auf den Tellerrändern anrichten, den Salat in die Mitte geben und mit den gehackten Nüssen garnieren.

Champignonrahmsuppe
(4 Personen)

Zutaten:

100 g Champignons
1 Zwiebel
700 ml Gemüsebrühe
30 g Mehl
100 ml Milch (1,5 % Fett)
50 ml saure Sahne
1 EL Worcestersoße
Kerbel
Pfeffer
Salz

Zubereitung:

1. Champignons kurz abbrausen und in Scheiben schneiden.
2. Zwiebel schälen und klein schneiden, mit der Hälfte der Champignons und der Gemüsebrühe in einem Topf zugedeckt 20 Minuten köcheln lassen.
3. Champignons, Zwiebeln und Gemüsebrühe mit einem Mixstab pürieren.
4. Das Mehl mit der Milch verrühren und in die Suppe gießen und das Ganze unter Rühren aufkochen.
5. Die Suppe mit Sahne, Worcestersoße, Salz, Pfeffer und Kerbel abschmecken.
6. Kurz vor dem Servieren die restlichen Champignonscheiben in die Suppe geben und alles noch einmal kurz erhitzen.

Grünkerneintopf

(4 Personen)

Zutaten:

200 g Grünkern
10 g Gemüsebrühe (Pulver)
500 g Staudensellerie
1 große rote Paprika
1 große grüne Paprika
3 große Karotten
1 Zwiebel
25 g Margarine
Petersilie, gehackt
Pfeffer
Jodsalz

Zubereitung:

1. Grünkern über Nacht in Wasser einweichen.
2. Mit der Gemüsebrühe in 600 ml Einweichwasser etwa 20 Minuten kochen.
3. In der Zwischenzeit Staudensellerie, Paprikaschoten und Karotten waschen, putzen und in mundgerechte Stücke schneiden.
4. Die Zwiebel würfeln und in der Margarine andünsten.
5. Staudensellerie dazugeben und mitdünsten. Dann das restliche Gemüse beifügen.
6. Grünkern abgießen un dabei das Kochwasser auffangen.
7. Mit dem Grünkernwasser das Gemüse ablöschen und dann das Ganze 10 Minuten köcheln lassen. Nach Bedarf etwas Wasser zugießen.
8. Den Grünkern unterrühren und die Suppe mit Salz und Pfeffer abschmecken.
9. Mit Petersilie garnieren.

Hirse-Karotten-Suppe

(4 Personen)

Zutaten:

600 g Karotten
1 l Gemüsebrühe (aufgelöst)
2 EL Hirse (40 g)
2 TL Pflanzenöl
Schnittlauch oder Petersilie, gehackt
Pfeffer

Zubereitung:

1. Die Karotten schälen und klein schneiden.
2. Das Öl in einem Topf erhitzen und die Karotten darin andünsten.
3. Karotten mit der Gemüsebrühe ablöschen und die Hirse hinzufügen.
4. Die Suppe 20 Minuten kochen lassen, bis die Hirse aufgequollen ist.
5. In der Zwischenzeit Kräuter waschen und fein hacken.
6. Die fertige Suppe mit dem Pürierstab pürieren und mit Pfeffer abschmecken. Mit gehackter Petersilie oder Schnittlauchröllchen dekorieren.

Kartoffelsuppe

(4 Personen)

Zutaten:

700 g Kartoffeln
1 große Zwiebel
1 Stange Porree
1 EL Pflanzenöl
2 EL Gemüsebrühe (Pulver)
Pfeffer
Petersilie, gehackt

Zubereitung:

1. Kartoffeln dünn schälen und in kleine Stücke schneiden.
2. Zwiebel schälen und würfeln, Porree in Ringe schneiden und waschen.
3. Das Öl in einem großen Topf erhitzen, Zwiebeln und Porree darin andünsten.
4. Gemüsebrühe mit einem Liter Wasser verrühren.
5. Zwiebeln und Porree mit der Gemüsebrühe ablöschen und die Kartoffeln zugeben.
6. Die Suppe 20–30 Minuten köcheln lassen.
7. Dann pürieren und mit Pfeffer abschmecken. Vor dem Servieren mit Petersilie bestreuen.

Brokkoli-Pfanne

(4 Personen)

Zutaten:

200 g Naturreis
2 Zwiebeln
600 g Brokkoli
400 g Karotten
2 TL Gemüsebrühe (Pulver)
2 EL Pflanzenöl
Schnittlauchröllchen
Muskat
Pfeffer
Salz

Zubereitung:

1. Gemüsebrühe in einem halben Liter Wasser auflösen.
2. Reis in der Gemüsebrühe aufkochen und bei kleiner Hitze ca. 30 Minuten garen.
3. Zwiebeln schälen und fein würfeln.
4. Brokkoli waschen, Karotten schälen und alles in kleine Stückchen schneiden.

5. Das Öl in einer großen Pfanne langsam erhitzen.
6. Zwiebelwürfel darin glasig dünsten, Brokkoli und Karotten zu den Zwiebeln geben.
7. Unter ständigem Rühren etwas Wasser angießen, bei geschlossenem Deckel auf kleiner Flamme garen.
8. Gemüsepfanne mit etwas Salz, Pfeffer und Muskat abschmecken.
9. Den Reis unter das Gemüse heben, mit Schnittlauchröllchen bestreuen.

Fischauflauf

(4 Personen)

Zutaten:

500 g Seelachsfilet
1 Zwiebel
3 Tomaten
1 Becher saure Sahne
¼ l Milch (1,5 % Fett)
¼ l Gemüsebrühe
200 g geriebener Käse (30 % Fett i. Tr.)
Pflanzenöl für die Auflaufform
Pfeffer
Jodsalz

Zubereitung:

1. Eine Auflaufform mit Öl auspinseln und den Backofen auf 200 °C vorheizen.
2. Den Fisch waschen, mit einem Küchentuch trocken tupfen, salzen und pfeffern und in die Auflaufform legen.
3. Zwiebeln schälen und in Ringe, Tomaten waschen und in Scheiben schneiden. Beides gleichmäßig auf dem Fisch verteilen.

4. Saure Sahne und Milch verrühren, mit Pfeffer und Salz abschmecken und über den Fisch gießen.
5. Gemüsebrühe ebenfalls an den Fisch gießen.
6. Zuletzt den geriebenen Käse über den Auflauf streuen.
7. Die Auflaufform auf mittlere Schiene in den Backofen schieben und ca. 40 Minuten bei 180 °C backen, bis der Käse eine goldbraune Kruste bekommt.

Kartoffel-Zucchini-Auflauf

(4 Personen)

Zutaten:

12 mittelgroße Kartoffeln	**120 g Käse**
4 Zucchini	**(30 % Fett i. Tr.)**
200 ml Milch	**Basilikum, getrocknet**
2 TL Gemüsebrühe (Pulver)	**Pfeffer**

Zubereitung:

1. Kartoffeln gut waschen und in etwa 20 Minuten gar kochen.
2. Zucchini waschen und in dünne Scheiben schneiden.
3. Den Käse raspeln oder in kleine Würfel schneiden.
4. Milch mit der Gemüsebrühe verrühren und Basilikum dazugeben.
5. Kartoffeln kalt abschrecken, pellen und in dünne Scheiben schneiden.
6. Kartoffeln und Zucchini in eine Auflaufform schichten, pfeffern und mit der Milch übergießen.
7. Den Auflauf bei 195 °C (oder 175 °C im Umluftherd) ca. 15 Minuten backen.
8. Den Käse darüber streuen und kurz im Ofen überbacken.

Kartoffelgulasch
(4 Personen)

Zutaten:

1 kg Kartoffeln
2 rote Paprikaschoten
2 grüne Paprikaschoten
2 Zucchini
200 g Maiskörner (Dose)
4 EL Pflanzenöl
2 EL Gemüsebrühe (Pulver)
8 EL saure Sahne (10 % Fett)
2 Packungen Tiefkühlkräuter
Pfeffer

Zubereitung:

1. Die Kartoffeln schälen, waschen und in Stücke schneiden.
2. Paprikaschoten waschen, vierteln, Stiel und Kerne entfernen und würfeln.
3. Zucchini waschen, die Enden abschneiden und in Würfel schneiden.
4. Gemüsebrühe mit 700 ml verrühren.
5. Öl in einem Topf erhitzen. Kartoffeln, Paprika und Zucchini darin anbraten.
6. Die Gemüsebrühe dazugießen und zugedeckt etwa 20 Minuten bei schwacher Hitze köcheln lassen.
7. Maiskörner zugeben und weitere 5 Minuten im offenen Topf köcheln lassen.
8. Saure Sahne zugießen.
9. Das Gemüsegulasch mit Pfeffer pikant abschmecken und die Kräuter untermischen.

Seeräuber-Gulasch

(4 Personen)

Zutaten:

400 g Seelachsfilet
500 g Kartoffeln
2 Tomaten
2 Zwiebeln
1 Zitrone
1 EL Pflanzenöl
$\frac{1}{4}$ l Gemüsebrühe, aufgelöst
3 EL Tomatenmark
Paprikagewürz
Kümmel
Pfeffer
Jodsalz

Zubereitung:

1. Seelachsfilet in mundgerechte Stückchen schneiden.
2. Kartoffeln gut waschen und ebenfalls klein schneiden.
3. Tomaten waschen, Stielansätze entfernen und würfeln.
4. Zwiebeln schälen, fein würfeln und in Öl dünsten.
5. Mit der Gemüsebrühe ablöschen und eine Prise Paprikagewürz zugeben.
6. Kümmel, Tomatenmark und Kartoffelstückchen hinzufügen, salzen und pfeffern.
7. Bei geschlossenem Deckel etwa 15 Minuten köcheln lassen.
8. Die Fischstückchen mit Zitronensaft beträufeln und mit den gewürfelten Tomaten dazugeben und kurz aufkochen lassen.
9. Das Ganze zugedeckt ziehen lassen, bis es gar ist.

Linsen-Gemüse-Curry

(4 Personen)

Zutaten:

150 g Linsen
2 Zwiebeln
2 Knoblauchzehen
1 rote Paprika
1 grüne Paprika
100 g saure Sahne
1 EL Pflanzenöl
2 TL Gemüsebrühe (Pulver)
2 TL Curry
Pfeffer
Jodsalz

Zubereitung:

1. Linsen über Nacht in einem halben Liter Wasser einweichen.
2. Gemüsebrühe in 300 ml Wasser auflösen.
3. Zwiebeln und Knoblauch in feine Würfel schneiden und in Öl andünsten.
4. Currypulver darüber streuen und das Ganze mit der Gemüsebrühe ablöschen.
5. Abgegossene Linsen zugeben und 20 Minuten köcheln lassen.
6. Paprikaschoten waschen, entkernen und fein gewürfelt in den Eintopf geben. Weitere 10 Minuten köcheln lassen.
7. Mit Salz und Pfeffer abschmecken und die saure Sahne unterziehen.

Tipp:

Dazu passen Kartoffeln, Vollkornreis oder Fladenbrot.

Ratatouille

(4 Personen)

Zutaten:

3 Fleischtomaten
2 Auberginen
2 Zucchini
1 rote Paprika
2 gelbe Paprika
2 Zwiebeln
4 Knoblauchzehen
1 Bund frisches Basilikum, gehackt
2–3 EL Pflanzenöl
Pfeffer
Jodsalz

Zubereitung:

1. Zum Enthäuten die Tomaten kreuzförmig einschneiden und den Stielansatz herausschneiden. Etwa 5 Minuten in kochendes Wasser legen.
2. Tomaten unter kaltem Wasser abschrecken und die Haut abziehen.
3. Auberginen, Zucchini und Paprika waschen. Stiele entfernen und die Paprikaschoten entkernen.
4. Das ganze Gemüse in Würfel schneiden.
5. Zwiebeln und Knoblauch schälen und fein würfeln.
6. In einem großen Topf das Öl erhitzen und zuerst die Auberginen etwa 10 Minuten darin anbraten.
7. Nach und nach das andere Gemüse zugeben. Mit Salz, Pfeffer und einem Teil des Basilikums würzen.
8. Das Gemüse im geschlossenen Topf bei schwacher Hitze etwa. 10 Minuten schmoren lassen.
9. Mit dem restlichen Basilikum bestreuen und servieren.

Nasi Goreng
(4 Personen)

Zutaten:

300 g Vollkornreis
400 g Putenfleisch
2 Paprikaschoten
4 Karotten
2 Zwiebeln
1 Tasse Ananasstückchen (Dose)
Cashewkerne
1 TL Pflanzenöl
Gewürzmischung für Nasi Goreng
Sojasoße
Sambal Oelek (scharfe Würzpaste)
Jodsalz

Zubereitung:

1. Einen halben Liter Wasser zum Kochen bringen, eine Prise Jodsalz zugeben und den Reis einstreuen. In 30 bis 40 Minuten gar kochen. Eventuell Wasser nachgießen.
2. Das Fleisch waschen und in kleine Würfel schneiden.
3. Paprikaschoten waschen und in Würfel schneiden, Karotten waschen und klein schneiden.
4. Zwiebeln schälen und klein hacken.
5. Das Öl in einem großen Topf erhitzen und das Putenfleisch darin anbraten, bis es leicht braun ist. Das Gemüse zugeben und kurz mitbraten.
6. Die Gewürzmischung, Ananasstückchen und eine Tasse Wasser zum Gemüse geben.
7. Alles aufkochen und bei kleiner Hitze garen. Das Gemüse sollte noch bissfest sein.
8. Den Reis unter das Gemüse heben und alles zusammen mit Sojasoße und Sambal Oelek abschmecken.
9. Mit den Cashewkernen garnieren.

Yangtschou-Reis
(4 Personen)

Zutaten:

1 ½ Tassen Langkornreis
2 Zwiebeln
4 Champignons
1 Frühlingszwiebel
1 rote Paprika
1 kleine Zucchini
3 frische Eier
3 EL Erbsen (frisch oder tiefgekühlt)
60 g Sojasprossen
2 EL Maiskörner
100 g kleine Garnelen
2 EL Pflanzenöl
1 ½ EL helle Sojasoße
1 TL Jodsalz

Zubereitung:

1. Reis in 400 ml Wasser kochen.
2. Zwiebeln schälen, Champignons putzen und beides in dünne Scheiben schneiden.
3. Frühlingszwiebel der Länge nach halbieren, waschen und schräg in Streifen schneiden.
4. Paprika und Zucchini waschen und in Würfel schneiden.
5. Die Eier aufschlagen und in einer kleinen Schüssel mit dem Salz verquirlen.
6. Öl in einer Pfanne erhitzen. Frühlingszwiebeln und Zwiebelringe hinzugeben und etwa 30 Sekunden scharf anbraten. Das Ei zugießen und kurz garen, bis es stockt.
7. Reis zugeben und kurz mit anbraten.
8. Dann Paprika, Zucchini, Champignons, Erbsen, Sprossen und Mais untermischen.
9. Zum Schluss die gewaschenen Garnelen auf das Gemüse legen und das Ganze zugedeckt etwa 15 Minuten garen. Das Gemüse sollte noch Biss haben.

Buchweizen-Pfannkuchen
(4 Personen)

Zutaten:

8 EL feines Buchweizenmehl
2 Eier
12 EL Mineralwasser
8 EL Magerkräuterquark (etwa 300 g)
4 TL Pflanzenöl
1 Prise Jodsalz

Zubereitung:

1. Mehl, Eier, Salz und Mineralwasser in eine Schüssel geben. Zu einem glatten Teig verrühren.
2. Das Öl in einer beschichteten Pfanne erhitzen und darin nacheinander 2 große Pfannkuchen backen.
3. Die Pfannkuchen mit dem Quark füllen und jeden Pfannkuchen halbieren.

Kartoffel-Karotten-Reibekuchen
(4 Personen)

Zutaten:

600 g Kartoffeln
2 Karotten
1 Zwiebel
1 Knoblauch
½ TL Salz
2 Eier
2 EL Weizenvollkornmehl
1 EL Pflanzenöl
Pfeffer
Majoran
Thymian

Zubereitung:

1. Kartoffeln und Karotten schälen und reiben.
2. Zwiebeln fein würfeln.
3. Knoblauch schälen und zerdrücken.
4. Alle Zutaten miteinander vermengen und zu Reibekuchen formen.
5. Öl in einer Pfanne heiß werden lassen und Reibekuchen von beiden Seiten goldbraun backen.

Döner

(4 Personen)

Zutaten:
2 kleine Fladenbrote
300 g Hähnchen- oder Putenbrustfilet
½ Salatgurke
4 Tomaten
½ Kopf Eisbergsalat
1 Zwiebel
1 EL Pflanzenöl

Für die Joghurtsoße:
150 g Joghurt (1,5 % Fett)
1 Beutel Pfefferminztee
1 Prise Jodsalz

Für die Tomatensoße:
250 g passierte Tomaten
1 kleiner TL Tabasco oder Chilipulver
1 Messerspitze Jodsalz

Zubereitung:

1. Fladenbrote 5 Minuten im vorgeheizten Backofen bei 175 °C aufbacken.
2. Währenddessen das Fleisch in 2 cm dicke Stücke schneiden und in einem Esslöffel Öl gut durchbraten (15–20 Minuten). Danach das Fleisch in dünne Steifen schneiden.

3. Die Gurke waschen, der Länge nach halbieren und in dünne Scheiben schneiden.
4. Tomaten waschen, halbieren, Stielansätze entfernen und in dünne Scheiben schneiden.
5. Vom Eisbergsalat die äußeren Blätter abnehmen und den halben Kopf dann in dünne Scheiben schneiden.
6. Die Zwiebel schälen und in feine Streifen schneiden.
7. Joghurt mit einem Esslöffel Wasser, Salz und einer Prise Pfefferminztee mischen.
8. Die passierten Tomaten mit Tabasco oder Chilipulver und Salz verrühren.
9. Fladenbrote aus dem Ofen nehmen, halbieren und eine Tasche hineinschneiden.
10. Eisbergsalat, Gurke, Zwiebeln und Tomaten in die Taschen füllen, darüber die Soße geben.

Grünkernbratlinge

(6 Stück)

Zutaten:

100 g Grünkern, grob geschrotet
400 ml Gemüsebrühe, aufgelöst
50 g Vollkornmehl
1 Zwiebel
1–2 EL Semmelbrösel
2 Eier
2 EL Pflanzenöl
1 Lorbeerblatt
frische Kräuter (z. B. Petersilie, Schnittlauch)
Muskat
Pfeffer
Jodsalz

Zubereitung:

1. Getreideschrot mit dem Lorbeerblatt in der Gemüsebrühe aufkochen.
2. Vollkornmehl hinzugeben und das Ganze auf ausgeschalteter Herdplatte ausquellen lassen.
3. Mit den Gewürzen den Teig pikant abschmecken.
4. Zwiebel schälen und fein hacken.
5. Mit Semmelbröseln, Eiern und gehackten Kräutern unter den Teig mengen.
6. Daraus 6 Bratlinge formen und diese in der Pfanne in heißem Öl von beiden Seiten goldbraun braten.

Tipp:

Diese Bratlinge eignen sich gut als Füllung der »Vegetarischen Hamburger«.

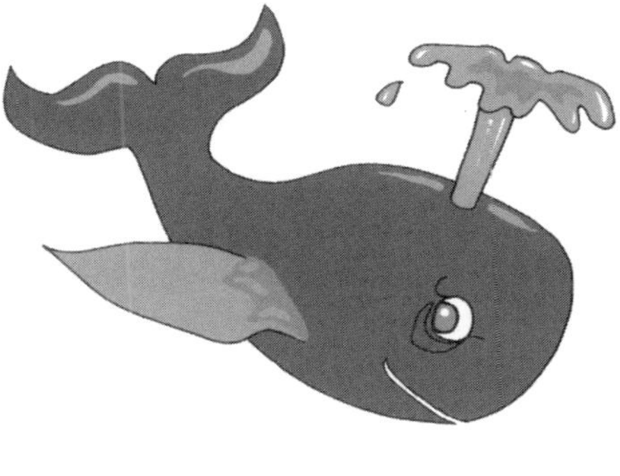

Soja-Gemüse-Bratlinge mit Paprikagemüse

(4 Personen)

Zutaten:

Für die Bratlinge:

250 g Tofu
1 große Karotte
2 Zwiebeln
1 Ei
5 gestrichene EL Paniermehl
2 EL Pflanzenöl
1 Bund glatte Petersilie
Muskat
weißer Pfeffer
1 Prise Kräutersalz

Für das Paprikagemüse:

1 Zwiebel
2 Paprikaschoten
⅛ l klare Gemüsebrühe
½ TL Kümmel
100 ml saure Sahne
2 TL Speisestärke
Jodsalz
Pfeffer

Zubereitung:

Bratlinge:

1. Tofu mit einer Gabel zerdrücken.
2. Die Karotte waschen, schälen und grob raspeln.
3. Petersilie waschen und fein hacken.
4. Zwiebeln fein würfeln und mit Tofu, Karottenraspeln, gehackter Petersilie, Ei und Paniermehl zu einem Teig verkneten.
5. Mit Kräutersalz, Pfeffer und Muskatnuss abschmecken.
6. Das Öl in einer beschichteten Pfanne erhitzen.
7. Aus dem Teig 8 Bratlinge formen und in der Pfanne goldgelb braten.

Paprikagemüse:

1. Die Zwiebel in Würfel schneiden, Paprikaschoten waschen, entkernen und in mundgerechte Stückchen schneiden.
2. ⅛ Liter klare Gemüsebrühe mit dem Kümmel zum Kochen bringen.
3. Zwiebel- und Paprikastückchen darin etwa 6–10 Minuten dünsten.
4. Die saure Sahne mit der Speisestärke glatt rühren, zum Gemüse geben und noch mal aufkochen lassen.
5. Mit Salz und Pfeffer abschmecken.

Hamburger

(4 Stück)

Zutaten:

1 Flasche Ketchup
1 Packung passierte Tomaten
100 g Beefsteakhack
100 g Rinderhack oder Putenfleisch,1 Ei
1 EL Haferflocken
½ Salatgurke
½ Zwiebel
Eisbergsalat
4 Hamburger-brötchen
mittelscharfer Senf
Pflanzenöl zum Anbraten
Pfeffer, Jodsalz

Zubereitung:

Zuckerreduzierter Ketchup:

Die Hälfte des Ketchups in ein leeres Marmeladenglas füllen, gut verschließen und beiseite stellen. Die halbvolle Ketchupflasche dann mit den passierten Tomaten auffüllen. Flasche verschließen und Ketchup gut durchschütteln. Diesen Ketchup und den Rest der passierten Tomaten immer im Kühlschrank aufbewahren!

1. Aus dem Fleisch, dem Ei , den Haferflocken und einer Messerspitze Salz und Pfeffer einen Teig kneten.
2. Daraus 4 große flache Hamburger formen und in der Pfanne in einem Esslöffel Öl gut durchbraten. Die Bratzeit beträgt von jeder Seite ca. 6 Minuten.
3. Die Gurke waschen, der Länge nach halbieren und in dünne Scheiben schneiden.
4. Die Zwiebel schälen, halbieren und die eine Hälfte in dünne Streifen schneiden.
5. Äußere Blätter des Eisbergsalats entfernen und dann den Kopf in dünne Scheiben schneiden.
6. Hamburgerbrötchen 5 Minuten im vorgeheizten Backofen bei 250 °C kurz vor dem Essen aufbacken.
7. Brötchen mit dem Messer durchschneiden, beide Hälften mit Senf und Ketchup bestreichen.
8. Auf die unteren Hälften reichlich Salat und je ein Stück Fleisch legen.
9. Mit den oberen Hälften bedecken.

Vegetarische Hamburger

(4 Stück)

Zutaten:

4 Grünkernbratlinge
(Rezept s. S 124 f.)
4 Vollkornbrötchen
Eisbergsalat
2 Tomaten
75 g Joghurt
(1,5 % Fett)
1 EL Tomatenmark

Zubereitung:

1. Joghurt und Tomatenmark miteinander verrühren.
2. Brötchen halbieren.
3. Tomaten waschen, halbieren, Stielansätze entfernen und in Scheiben schneiden.
4. Die unteren Hälften mit der Joghurtsoße bestreichen und jeweils mit einem Salatblatt belegen.
5. Darauf je einen Bratling geben und mit Tomatenscheiben belegen.
6. Mit der zweiten Brötchenhälfte zudecken.

Kartoffelpizza

(4 Personen)

Zutaten:

600 g Kartoffeln
1 Zwiebel
40 g zarte Haferflocken
1 Ei
30 g Pflanzenfett
Muskat
Pfeffer
Jodsalz

Für den Belag:

8 Champignons
1 Paprika
1 Dose Pizzatomaten
150 g Käse (30 % Fett i. Tr.), gerieben
Oregano (getrocknet)
Salz

Zubereitung:

1. Kartoffeln waschen, schälen und grob raspeln.
2. Zwiebel schälen und fein würfeln.
3. Kartoffelraspeln, Zwiebelwürfel, Haferflocken und Ei zu einem Teig vermengen. Mit Salz, Pfeffer und Muskat würzen.

4. Den Backofen auf höchster Stufe vorheizen.
5. Mit wenig Fett in einer beschichteten Pfanne nacheinander 4 Pizzaböden backen und diese danach auf ein Backblech legen.
6. Für den Belag das Gemüse waschen, putzen und klein schneiden.
7. Teigböden mit Pizzatomaten und Gemüse belegen.
8. Mit Salz und Oregano würzen und mit dem Käse bestreuen.
9. Im heißen Backofen ca. 10 Minuten backen.
10. Die Pizza ist fertig, wenn der Käse goldgelb zerlaufen ist.

Bolognese-Soße mit Gemüse

(4 Personen)

Zutaten:

2 kleine Zwiebeln
4 Karotten
1 Stange Lauch
1 Paprika
4 Tomaten
1 kleine Dose Mais
½ l Gemüsebrühe, aufgelöst
1 EL Pflanzenöl
75 g Tomatenmark
Kräuter (z. B. Oregano, Basilikum, Thymian)
Pfeffer

Zubereitung:

1. Zwiebeln schälen und fein würfeln.
2. Karotten putzen und in dünne Scheiben schneiden.
3. Den Lauch putzen, in Ringe schneiden und waschen.
4. Paprika aufschneiden, entkernen, waschen und klein schneiden.
5. Das Öl in einem Topf erhitzen und die Zwiebeln darin glasig dünsten.

6. Karotten, Lauch und Paprika dazugeben und ebenfalls andünsten.
7. Mit der Gemüsebrühe ablöschen und ca. 10 Minuten garen.
8. In der Zwischenzeit Tomaten waschen, Stielansätze entfernen und in kleine Würfel schneiden.
9. Tomatenmark, Tomatenwürfel und Mais zum anderen Gemüse in den Topf geben und alles gut umrühren.
10. Mit Pfeffer und Kräutern würzen und ca. 5 Minuten weitergaren.

Tipp:

Zu dieser Gemüsebolognese schmecken Vollkornnudeln oder auch Vollkornreis sehr gut.

Bolognese-Soße mit Grünkern

(4 Personen)

Zutaten:

100 g Grünkernschrot	**40 g Tomatenmark**
2 Würfel Gemüsebrühe	**2–3 Tomaten**
1 Zwiebel	**25 g saure Sahne**
3 Champignons	**Paprikagewürz**
1 Paprikaschote	**Pfeffer**
1 Knoblauchzehe	

Zubereitung:

1. Grünkernschrot ca. 20 Minuten mit einem Brühwürfel in etwa 200 ml Wasser kochen.
2. Zwiebel fein hacken und mit dem zweiten aufgelösten Gemüsebrühwürfel in einem Topf schmoren.

3. Champignons und Paprika waschen, putzen und klein schneiden.
4. Zur Zwiebel geben und mitschmoren.
5. Die Knoblauchzehe schälen und zerdrückt in den Topf zum Gemüse geben.
6. Das Tomatenmark unter den gekochten Grünkernschrot mengen.
7. Alles gut verrühren und mit saurer Sahne und Gewürzen abschmecken.

Kümmel-Kartoffeln mit Schmand

(4 Personen)

Zutaten:

800 g Kartoffeln
100 g Magerquark
1 EL Pflanzenöl
200 g Schmand
1 TL Kümmel
Schnittlauch
Petersilie
Jodsalz
Pfeffer

Zubereitung:

1. Den Backofen auf 200 °C vorheizen.
2. Kartoffeln waschen und kräftig abbürsten.
3. Ein Backblech mit Backpapier auslegen. Dieses mit Öl bepinseln. Kümmel und Salz darauf streuen.
4. Die Kartoffeln längs halbieren, mit den Schnittflächen nach unten auf das Backpapier legen und bei 200 °C (Umluft 180 °C) etwa 20 Minuten backen.

5. Den Quark mit Schmand und 2 bis 3 Esslöffeln Wasser glatt rühren.
6. Die Kräuter waschen, klein schneiden und unter den Quark mischen.
7. Mit Salz und Pfeffer abschmecken und zu den heißen Kartoffeln servieren.

Tipp:

Lecker und gesund zum Quark sind ein paar frische »Rohköstlichkeiten«: Karottenscheiben, Kohlrabistifte, Paprikastreifen oder Chicoreeblätter. Das Gemüse sorgt für Vitamine und eine Extraportion Ballaststoffe.

Pellkartoffeln mit buntem Quark

(4 Personen)

Zutaten:

1,5 kg Kartoffeln
250 g Magerquark
200 g saure Sahne
100 g Frühlingszwiebeln
2–3 Gewürzgurken
3 feste Tomaten
1 gelbe Paprika
Pfeffer
Jodsalz

Zubereitung:

1. Kartoffeln waschen und in etwa 20 Minuten gar kochen.
2. Quark und saure Sahne verrühren.
3. Frühlingszwiebeln, Gurken, Tomaten und Paprika waschen, putzen und sehr fein würfeln.

4. Das Gemüse unter den Quark mischen und mit Salz und Pfeffer würzen.
5. Kartoffeln abgießen und pellen, mit dem Quark anrichten.

Türkisches Rührei

(4 Personen)

Zutaten:

1 Zwiebel
4 mittelgroße Tomaten
1 ½ Paprika (grün oder rot)
4 Eier
50 g Schafskäse
1 TL Pflanzenöl
½ Bund Petersilie
1 Prise Jodsalz

Zubereitung:

1. Die Zwiebel schälen, in Ringe schneiden und diese im Öl andünsten.
2. Tomaten und Paprika putzen, waschen und in feine Würfel schneiden.
3. Die Paprikawürfel zu den Zwiebeln geben und mitdünsten.
4. Tomaten zugeben und weiterdünsten.
5. Eier in einer Schüssel verquirlen und mit einer Prise Salz würzen.
6. Den Schafskäse fein würfeln, mit den Eiern zum Gemüse geben und unter Rühren stocken lassen.
7. Mit der gewaschenen und gehackten Petersilie garnieren.

Tipp:

Das Türkische Rührei schmeckt besonders gut auf Vollkornbrot.

Putenbrust-Salat-Wraps
(4 Stück)

Zutaten:

Für die Wraps:
125 g Mehl (Type 405)
125 g Maismehl
aus Vollmais
2 Eier
1 EL Pflanzenöl
2 Messerspitzen Jodsalz

Für die Füllung:
½ Kopf Eisbergsalat
1 mittelgroße Zwiebel
½ rote Paprika
½ Salatgurke
100 g Putenbrustaufschnitt
(geräuchert)

Für die Soße:
1 kleiner Becher Joghurt
(1,5 % Fett)
1 TL Curry
1 Chilischote
1 Prise Zucker
1 Messerspitze Jodsalz

Zubereitung:

1. Mehl, Eier und Salz mit 125 ml Wasser zu einem glatten Teig verrühren. Dann mit weiteren 250 ml Wasser verdünnen.
2. Aus dem Teig in einer beschichteten Pfanne in etwas Pflanzenöl 4 Wraps backen. Fertige Wraps auf Küchenkrepp legen.
3. Gemüse putzen, waschen und in Scheiben schneiden.
4. Putenbrustaufschnitt in dünne Streifen schneiden.
5. Chilischote der Länge nach halbieren, entkernen und in hauchdünne Ringe schneiden.

6. Joghurt, Curry, Zucker und Salz mit 2 bis 4 Esslöffeln Wasser zu einer Soße verrühren. Chili nach Geschmack zugeben. Vorsicht: scharf!
7. Wraps mit Salat, Putenbrust und Soße füllen und zusammenschlagen.

Mexikanische Wraps

(4 Stück)

Zutaten:

Für die Wraps:	**siehe Putenbrust-Salat-Wraps!**
Für die Füllung:	**1 Chilischote**
125 g Kidney-Bohnen	**20 g passierte Tomaten**
100 g Rinderhack	**1 TL Pflanzenöl**
100 g Beefsteakhack	**Pfeffer**
1 kleine Knoblauchzehe	**1 Messerspitze Jodsalz**

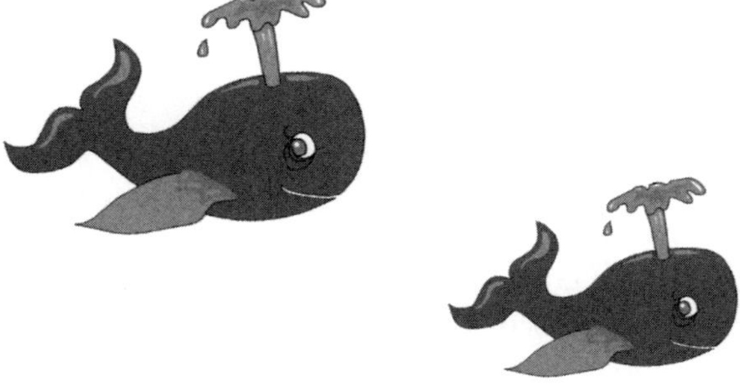

Zubereitung:

1. Bohnen über Nacht in ½ Liter Wasser einweichen. Am nächsten Tag in 1 bis 1 ½ Stunden weich kochen. Nach einer Stunde probieren, ob sie gar sind.
2. Das Hackfleisch in Pflanzenöl anbraten, zerdrückten Knoblauch zugeben.
3. Chilischote halbieren, entkernen, in feine Ringe schneiden und zum Hackfleisch geben. Vorsicht, die Chilischote kann scharf sein
4. Die passierten Tomaten zufügen und alles kurz aufkochen lassen.
5. Wraps mit der Hackfleischmischung bestreichen.
6. Salat und Bohnen daraufgeben und die Wraps zuammenklappen.

Tipp:

Auch zu den Mexikanischen Wraps schmeckt die leichte Joghurtsoße (siehe Puten-Salat-Wraps). Sie nimmt ein wenig die Schärfe.

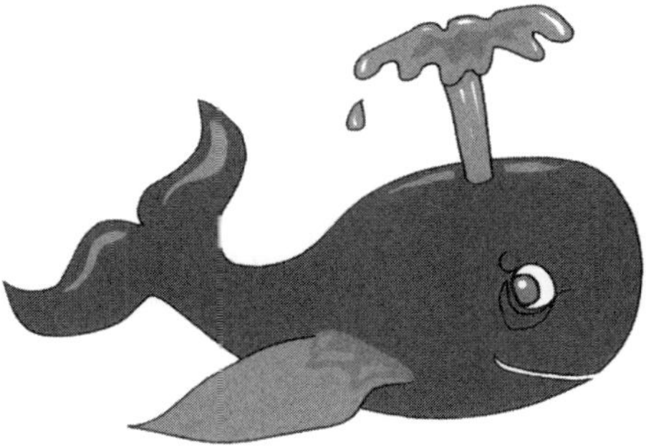

Fettarme Bechamel-Soße

Zutaten:

1 kleine Zwiebel
25 g Mehl
½ l Milch (1,5 % Fett)
1 TL Gemüsebrühe (Pulver)

Zubereitung:

1. Zwiebel schälen und sehr fein würfeln.
2. Das Mehl ohne Fett in einem Topf hell anrösten.
3. Zwiebel dazugeben und etwa 1 Minute weiterrösten.
4. Topf vom Herd nehmen und die Masse etwas abkühlen lassen.
5. Mit dem Schneebesen zunächst die Milch und dann die Gemüsebrühe einrühren.
6. Topf wieder auf den Herd stellen und die Soße unter Rühren kurz aufkochen. Dann herunterschalten und weiterköcheln, bis sie anfängt einzudicken.

Tipp:

Bechamel-Soße passt zu allen Gemüsearten und zu Aufläufen.

Apfel-Karotten-Rohkost
(4 Personen)

Zutaten:

1 Zitrone
4 EL Joghurt (1,5 % Fett)
4 EL Rosinen
Pfeffer
1 Apfel
4 Karotten

Zubereitung:

1. Zitrone auspressen.
2. Den Saft mit Joghurt und Rosinen mischen und mit Pfeffer würzen.
3. Apfel und Karotten putzen, raspeln und sofort in die Soße geben.

Bunter Toast
(4 Personen)

Zutaten:

1 Paprika
4 Tomaten
4 Scheiben Vollkornbrot
4 Scheiben Käse
(30 % Fett i. Tr.)

Zubereitung:

1. Paprika und Tomaten waschen.
2. Die Paprika in dünne Streifen und Tomaten in dünne Scheiben schneiden.
3. Das Brot mit dem Gemüse belegen und je eine Scheibe Käse auf das Brot legen.
4. Die Toasts auf mittlerer Schiene im Ofen bei 180 °C kurz überbacken, bis der Käse etwas zerläuft.

Doppeldecker

(4 Personen)

Zutaten:

8 dünne Scheiben Vollkornbrot (etwa 400 g)
4 TL Margarine (etwa 20 g)
4 Scheiben Schnittkäse (30 % Fett i. Tr.)
20 Gurkenscheiben (etwa 200 g)

Zubereitung:

1. Brotscheiben auf einer Seite mit Margarine bestreichen und halbieren.
2. Die Hälfte der Brote mit Käse und Gurke belegen und die restlichen Hälften darüberklappen.

Sesamkartoffelchips

(4 Personen)

Zutaten:

300 g Kartoffeln	**Jodsalz**
50 g Sesamsamen	**Paprikagewürz**

Zubereitung:

1. Backofen auf 150 °C vorheizen.
2. Die Kartoffeln schälen und in 2–3 mm dicke Scheiben schneiden.
3. Ein Backblech mit Backpapier auslegen und die Kartoffelscheiben dicht an dicht darauf verteilen.
4. Mit etwas Sesam, Jodsalz und Paprikagewürz bestreuen.
5. Das Backblech in den Ofen (mittlere Backschiene) schieben und die Kartoffeln bei 160 °C 20–30 Minuten backen, bis sie leicht angebräunt sind.

Tipp:

Gekaufte Kartoffelchips enthalten viel zu viel Fett. Diese etwas anderen Kartoffelchips sind dagegen völlig fettfrei. Sie liefern eine Menge Kohlenhydrate – ein Energieschub für die Muskeln. Außerdem enthalten sie wichtige Mineralstoffe, wie Kalzium und Kalium.

Gemüsesticks mit Dips
(ca. 4 Personen)

Dips sind frische, selbst gemachte Soßen zum Eintunken von rohen Gemüsestückchen. Besonders gut schmecken sie zu Paprikas, Gurken, Radieschen, Karotten, Kohlrabis, Stangensellerie, Zucchini, Champignons oder auch zu kleinen Stückchen Vollkornbrot.

Draculas Tomaten-Dip:

Zutaten:

100 g Magerquark
etwas Mineralwasser
1 EL Tomatenketchup
1 EL mittelscharfer Senf
1 Tomate (gewaschen und in kleine Stücke geschnitten)
1 Zwiebel (fein gewürfelt)
Kräuter nach Geschmack
1 Prise Jodsalz
Pfeffer

Supermans Senf-Dip:

Zutaten:

100 g Magerquark
etwas Mineralwasser
1 EL mittelscharfer Senf
1 Zwiebel (fein gewürfelt)
2 Knoblauchzehen (fein gehackt)
100 g Salatgurke (gewaschen, geschält und in kleine Streifen geschnitten)
Kräuter nach Geschmack
1 Prise Salz
Pfeffer

Sunrise-Bananen-Curry-Dip:

Zutaten:

100 g Magerquark
etwas Mineralwasser
1 TL Currypulver
1 Banane
1 Prise Salz
Pfeffer

Zubereitung für alle drei Dips:

1. Den Quark mit etwas Mineralwasser glatt rühren.
2. Die restlichen Zutaten darunter mischen.
3. Würzen und abschmecken.

Aufstrich aus Hafer und Meerrettich

(4 Personen)

Zutaten:

1 Zwiebel
1 kleine Karotte
100 g Sellerie
1 EL Pflanzenöl
50 g feiner Haferschrot
Gemüsebrühe
250 g saure Sahne
150 g Magerquark
1–2 TL Meerrettich
Schnittlauch, Petersilie
Jodsalz
Pfeffer
Muskat
Koriander

Zubereitung:

1. Zwiebel schä en und fein würfeln.
2. Karotte und Sellerie putzen, waschen und fein reiben.

3. Zwiebel in Öl glasig dünsten und Gemüse dazugeben.
4. Den Haferschrot dazugeben und mit Gemüsebrühe angießen.
5. Unter Rühren 2 bis 3 Minuten köcheln lassen und dann bei ausgeschalteter Platte etwas 15 Minuten ausquellen lassen.
6. Alle restlichen Zutaten dazugeben, alles gut mischen und mit den Gewürzen abschmecken.

Karottenaufstrich

(4 Personen)

Zutaten:

200 g Quark
1 EL saure Sahne
1 TL Zitronensaft
200 g Karotten
Jodsalz
Pfeffer

Zubereitung:

1. Quark mit der sauren Sahne und dem Zitronensaft verrühren.
2. Die Karotten waschen und fein raffeln.
3. Karottenraffel unter den Quark heben.
4. Quark mit Salz und Pfeffer abschmecken.

Tipp:

Der Aufstrich schmeckt sehr lecker zu Vollkornbrot.

Kichererbsenpaste

(4 Personen)

Zutaten:

200 g Kichererbsen (Hülsenfrüchte, über Nacht in Wasser eingeweicht)
1 Gemüsebrühwürfel
2 EL Sesam
1 EL Pflanzenöl
2 EL Zitronensaft

Zubereitung:

1. Die Kichererbsen mit Brühwürfel und Wasser im Schnellkochtopf 5 bis 10 Minuten (oberster Ring) kochen.
2. Den Topf geschlossen stehen lassen, bis der Ring wieder unten ist.
3. Den Sesam ohne Fett in einer Pfanne rösten.
4. Den Schnellkochtopf öffnen, die Kichererbsen abgießen und dabei das Kochwasser auffangen.
5. Kichererbsen, Öl und Zitronensaft pürieren. Nach Bedarf mit etwas Kochwasser verdünnen.
6. Mit den Gewürzen abschmecken.

Gurken-Tomaten-Quark

(4 Personen)

Zutaten:

2 Tomaten
½ Salatgurke
250 g Magerquark
1 Spritzer Mineralwasser
Jodsalz
Pfeffer

Zubereitung:

1. Die Tomaten waschen, vom Stilansatz befreien und in kleine Würfel schneiden.
2. Die Gurke waschen und klein raspeln.
3. Den Quark mit Mineralwasser glatt rühren.
4. Gurke und Tomatenwürfel zum Quark geben, mit Salz und Pfeffer abschmecken und alles gut umrühren.

Tipp:

Der Tomaten-Gurken-Quark schmeckt gut als Brotaufstrich oder als Beilage zu Pellkartoffeln.

Kräuterquark

(4 Personen)

Zutaten:

½ Salatgurke
6–8 Radieschen
½ Bund Dill
250 g Magerquark
1 Spritzer Mineralwasser
1 Prise Jodsalz, Pfeffer

Zubereitung:

1. Die Gurke waschen, schälen und raspeln.
2. Die Radieschen waschen, putzen und in kleine Scheiben schneiden.
3. Dill waschen und fein hacken.
4. Quark mit Mineralwasser glatt rühren.
5. Gurke, Radieschen und Dill zum Quark geben.
6. Alles gut verrühren und mit Salz und Pfeffer abschmecken.

Tipp:

Kräuterquark schmeckt mit Vollkornbrot oder Pellkartoffeln.

Apfel-Muffins

(10 Stück)

Zutaten:

200 g Weizenvollkornmehl
25 g Weizenkeime
1 EL Backpulver
1 EL gemahlener Zimt
100 g Rosinen
2 Äpfel, geschält und gewürfelt
10 EL Milch (1,5 % Fett)
3 EL Apfeldicksaft
2 EL Honig
1 Eiweiß
Sonnenblumenöl

Zubereitung:

1. Ofen auf 200 °C (Umluft 180 °C) vorheizen und die Muffin-Förmchen mit Öl auspinseln.
2. Mehl mit den Weizenkeimen, Backpulver, Zimt, Rosinen und Apfelwürfeln mischen.
3. Milch, Dicksaft und Honig hinzufügen und alle Zutaten gut vermengen.
4. Eiweiß steif schlagen und unterheben.
5. Die Muffin-Förmchen zu zwei Dritteln mit Teig füllen.
6. Muffins auf mittlerer Schiene bei 200 °C in etwa 20 Minuten goldbraun backen.
7. Die Muffins 5 Minuten in der Form abkühlen lassen, dann herausnehmen und auf dem Kuchengitter erkalten lassen.

Karotten-Zucchini-Muffins

(6 Portionen)

Zutaten:

125 g Weizenvollkornmehl
125 g Weizenmehl, Type 405
2 TL Backpulver
2 EL Zucker
30 g Karotte, gerieben
30 g Zucchini, gerieben
1 EL Mohn
3 EL Pflanzenöl
2 Eiweiß
4 EL Milch (1,5 % Fett)
Pflanzenöl zum Einfetten der Muffin-Förmchen

Zubereitung:

1. Backofen auf 200 °C (Umluft 180 °C) vorheizen und die Muffin-Förmchen mit Pflanzenöl einfetten.
2. Das gesamte Mehl und das Backpulver in eine Schüssel sieben.
3. Zucker, Karotte, Zucchini und Mohn mit dem Mehl vermischen.
4. Öl, Eiweiß und Milch gut verrühren, sofort zu den restlichen Zutaten geben und mit einem Holzlöffel vorsichtig unterheben (nicht zu viel rühren!).
5. Die Muffin-Förmchen etwa zu zwei Dritteln mit dem Teig füllen und die Muffins auf mittlerer Schiene in etwa 20 Minuten goldbraun backen.
6. 5 Minuten in der Form abkühlen lassen, dann herausnehmen und auf dem Kuchengitter erkalten lassen.

Obstkuchen

(4–6 Personen)

Zutaten:

1 kg Äpfel oder 500 g Beeren/ Kirschen (tiefgekühlt)
100 g Joghurt (1,5 % Fett)
50 g Zucker
2 TL Vanillezucker
1 Prise Jodsalz
3 Eier
200 g Vollkornmehl
1 TL Backpulver
100 ml Mineralwasser
1 EL Mandelstifte
Margarine zum Einfetten
Semmelbrösel

Zubereitung:

1. Ofen auf 175 °C vorheizen. Runde Kuchenform mit Margarine einfetten und mit Semmelbröseln ausstreuen.
2. Äpfel schälen, Kerngehäuse entfernen und achteln (oder Beeren/Kirschen im Sieb auftauen lassen).
3. Joghurt mit Zucker, Vanillezucker und Salz verrühren. Eier trennen und Eigelb zur Joghurt-Masse geben.
4. Eiweiß zu steifem Schnee schlagen.
5. Mehl und Backpulver mischen, mit Joghurtmasse und Mineralwasser verrühren. Eischnee vorsichtig unterheben.
6. Den Teig in die vorbereitete Form geben, mit dem Obst belegen und mit den Mandeln bestreuen.
7. Den Kuchen auf mittlerer Schiene bei 180 °C etwa 30 Minuten backen.

Obstsalat
(4 Personen)

Zutaten:

1 Zitrone
1 TL Honig
1 Banane
2 Äpfel
1 Apfelsine
200 g Weintrauben
50 g Sonnenblumenkerne

Zubereitung:

1. Zitronensaft und Honig in einer Salatschüssel verrühren.
2. Banane schälen und in Scheiben schneiden. Sofort in den Zitronensaft geben und gut mischen!
3. Äpfel waschen, in Viertel schneiden und die Kerngehäuse entfernen. Die Apfelviertel in Stückchen schneiden und mit in den Zitronensaft geben.
4. Apfelsine schälen, in Spalten teilen und klein schneiden. In die Schüssel geben.
5. Weintrauben waschen und in einem Sieb abtropfen lassen. Halbieren und entkernen.
6. Trauben zum Obstsalat geben und gut vermischen. Die Sonnenblumenkerne über den Obstsalat streuen.

Tipp:

Dazu schmeckt fettarmer Joghurt sehr gut.

Vanille-Quark-Pudding

(4 Personen)

Zutaten:

500 ml Milch
(1,5 % Fett)
6 Stück Würfelzucker

1 Päckchen Vanille-puddingpulver
250 g Magerquark

Zubereitung:

1. Milch, Zucker und Puddingpulver in einen Topf geben.
2. Unter ständigem Umrühren und bei mittlerer Hitze zum Kochen bringen.
3. Das Ganze etwa 1 Minute kochen, bis der Pudding dick wird.
4. Von der Herdplatte nehmen und 5 Minuten abkühlen lassen.
5. Den Quark unterrühren und den Pudding in den Kühlschrank stellen.

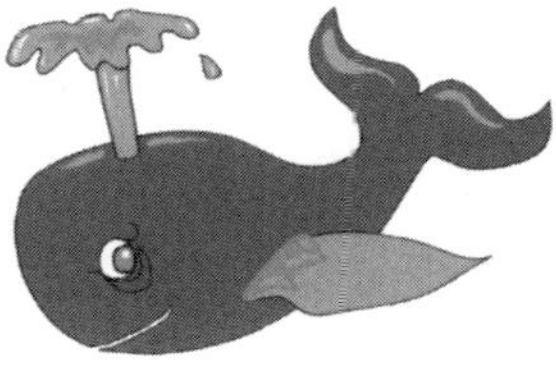

Apfeltee

(4 Personen)

Zutaten:

½ l Wasser
½ l naturtrüber Apfelsaft
2 Teebeutel Früchte-tee

Zubereitung:

1. Das Wasser zum Kochen bringen.
2. Die Teebeutel in eine Teekanne hängen und mit dem heißen Wasser überbrühen.
3. Den Tee 10 Minuten ziehen lassen.
4. Danach die Teebeutel aus der Kanne nehmen und den Tee abkühlen lassen.
5. Den Apfelsaft in die Teekanne gießen und umrühren.

Frische Früchte-Bowle

(10 Portionen)

Zutaten:

1 l Wasser
½ l Apfelsaft
¼ l roter Traubensaft
500–1000 g Obst der Jahreszeit
4 Beutel Früchtetee
1 Schuss Zitronensaft

Zubereitung:

1. Aus 4 Beuteln Früchtetee und einem Liter Wasser einen starken Früchtetee brühen und im Kühlschrank abkühlen lassen.
2. Das Obst waschen, putzen und in kleine Stückchen schneiden.
3. Alle Zutaten miteinander in einen großen Krug oder eine hohe Schüssel geben und kalt stellen.

Fruchtmilch

(4 Personen)

Zutaten:

½ l Dickmilch (1,5 % Fett)

½ l Orangensaft
etwas Mineralwasser

Zubereitung:

1. In einem Rührbecher die Dickmilch mit dem Orangensaft verrühren.
2. Einen Schuss Mineralwasser dazugeben.

Tipp:

Mit Eiswürfeln schmeckt die Fruchtmilch an heißen Sommertagen noch erfrischender.

Fitmacher-Spieße

(4 Personen)

Zutaten:

2 Scheiben Vollkornbrot
100 g Käse (30 % Fett i. Tr.)
100–150 g Obst (z. B. Banane, Apfel, Weintrauben oder Erdbeeren)
100–150 g Gemüse (Paprika, Gurke oder Karotten)
4 Schaschlikspieße

Zubereitung:

1. Brotscheiben jeweils in 6 Stücke schneiden.
2. Den Käse entrinden und in Würfel schneiden.
3. Obst waschen oder schälen und in gleich große Stücke schneiden.
4. Gemüse waschen oder schälen (je nach Sorte) und in gleich große Stücke schneiden.
5. Abwechselnd Brot, Käse, Obst und Gemüse auf die Spieße stecken.

Tipp:

Die Fitmacher-Spieße lassen sich auch gut in einer Frühstücksbox verstauen und als Pausenbrot mitnehmen!

Nudelauflauf mit Zucchini

(4 Personen)

Zutaten:

300 g Hörnchennudeln
400 g Zucchini
1 Zwiebel
2 Eier
6 EL Milch (1,5 % Fett)
1 EL Pflanzenöl
150 g fettarmer Käse
150 g Joghurt (1,5 % Fett)
Jodsalz

Zubereitung:

1. 3 Liter Wasser mit einem Teelöffel Salz in einem großen Topf zum Kochen bringen.
2. Die Hörnchennudeln darin bissfest kochen. In ein Sieb abgießen und abtropfen lassen.
3. Zucchini waschen und in Würfel schneiden.
4. Milch zum Kochen bringen und die Zucchiniwürfel darin bei schwacher Hitze 5 Minuten dünsten.
5. Zwiebel schälen und in Würfel schneiden.
6. Öl in einer Pfanne erhitzen und die Zwiebelwürfel darin kurz anbraten.
7. Käse grob reiben oder in kleine Würfel schneiden.
8. Nudeln mit Zucchiniwürfeln und Zwiebel in eine Auflaufform geben und mischen.
9. Joghurt mit den Eiern verrühren und über den Auflauf gießen. Den Käse darüber streuen.
10. Auflauf im Ofen auf mittlerer Schiene bei 200 °C (Umluft 180 °C) ca. 20 Minuten backen, bis der Käse gebräunt ist.

Spaghetti mit Tomatensoße

(4 Personen)

Zutaten:

2 Zwiebeln
2 Knoblauchzehen
400 g Spaghetti
6 Tomaten
1 ½ EL Tomatenmark
1 EL Pflanzenöl
2 EL geriebener fettarmer Käse
Pfeffer
Basilikum
Jodsalz

Zubereitung:

1. Zwiebeln und Knoblauch schälen und in feine Würfel schneiden.
2. Tomaten waschen, Stielansätze entfernen und in kleine Stücke schneiden.
3. In einem großen Topf 2 Liter Wasser mit etwas Salz zum Kochen bringen.
4. Dann die Spaghetti ins Wasser geben. 8 bis 10 Minuten nach Packungsanweisung kochen.
5. Das Öl in einem kleinen Topf erhitzen und darin Zwiebeln und Knoblauch glasig dünsten.
6. Tomaten und 250 ml Wasser dazugeben und umrühren.
7. Das Tomatenmark hineinrühren und die Soße mit Salz, Pfeffer und Basilikum abschmecken.
8. 10 Minuten köcheln lassen.
9. Die fertigen Spaghetti in ein Sieb gießen und abtropfen lassen.
10. Spaghetti und Soße auf 4 Teller verteilen und den geriebenen Käse darüber streuen.

Hirsecreme mit Früchten

(4 Personen)

Zutaten:

40 g Hirse
100 g Magerquark
150 g Beerenfrüchte der Saison oder Tiefkühlobst
50 g Schlagsahne
1 EL Zucker
Zimt

Zubereitung:

1. Hirse in 125 ml Wasser zum Kochen bringen. Dann die Herdplatte abschalten und die Hirse ausquellen lassen.
2. Den Magerquark mit Zucker und Zimt in einer Schüssel verrühren.
3. Die Schlagsahne in einem Rührbecher mit dem Mixer oder Schneebesen steif schlagen.
4. Die Früchte vorsichtig waschen und putzen.
5. Gekochte Hirse mit Schlagsahne und Quark verrühren.
6. Früchte unterheben.

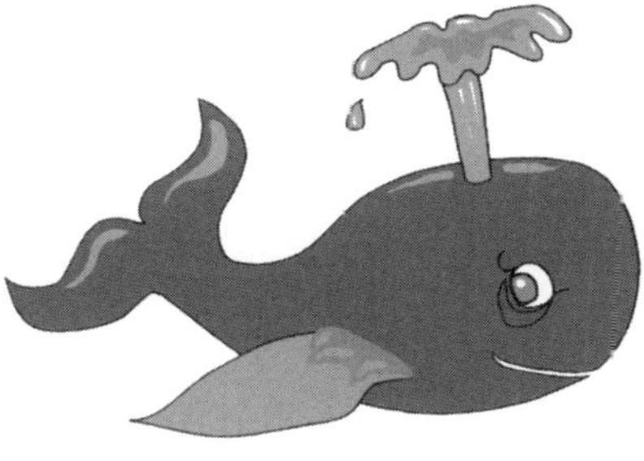

Müsliriegel

Zutaten:

300 g Honig
500 g ungeschwefelte Trockenfrüchte (z. B. Aprikose, Rosinen)
200 g kernige Haferflocken
200 g kernige Weizenflocken
100 g Kokosraspel
100 g Sesam
2 Eier
1 Prise gemahlene Vanille
1 TL gemahlenen Zimt
1 Prise Jodsalz

Zubereitung:

1. Den Honig mit 125 ml Wasser in einen Topf geben und bei mittlerer Hitze erwärmen, bis sich der Honig aufgelöst hat.
2. Trockenfrüchte in kleine Stückchen schneiden.
3. Haferflocken, Weizenflocken, Kokosraspel, Sesam, Trockenfrüchte, Vanille, Zimt und Salz in eine Rührschüssel geben und gründlich mit einem Kochlöffel durchmischen.
4. Die Eier in einer Tasse trennen. Eiweiß beiseite stellen.
5. Die Eigelbe mit dem Honigwasser gut verrühren, zu der Müslimischung geben und das Ganze 10 Minuten quellen lassen.
6. Eiweiß mit einem Mixer halb steif schlagen und vorsichtig unter die Masse rühren.
7. Ein Backblech mit Backpapier auslegen und die Müslimischung daraufgeben. Mit Frischhaltefolie abdecken und dann mit einem Nudelholz ausrollen.
8. Frischhaltefolie wieder abziehen!
9. Müsliriegel auf mittlerer Schiene bei 160 °C 20 bis 30 Minuten backen.
10. Die noch heißen Müsliriegel in Stücke schneiden.

Haselnuss-Kekse

Zutaten:

125 g Margarine
75 g flüssiger Honig oder Zucker
1 Ei
150 g Haferflocken
100 g gemahlene Haselnüsse
50 g Weizenvollkornmehl
½ TL gemahlene Vanille
1 TL Backpulver

Zubereitung:

1. Margarine, Honig oder Zucker, Vanille und das Ei in eine Rührschüssel geben und mit dem Mixer oder Schneebesen schaumig rühren.
2. Haferflocken, gemahlene Haselnüsse, Weizenvollkornmehl und Backpulver dazugeben und unterrühren.
3. Alles zu einem glatten Teig kneten.
4. Ein Backblech mit Backpapier auslegen.
5. Mit einem Esslöffel kleine Teighäufchen abstechen und zu Kugeln formen.
6. Die Kugeln auf das Backblech setzen und mit einer Gabel etwas flach drücken.
7. Im Ofen auf mittlerer Schiene bei 175 °C (Heißluft 150 °C) ca. 15 Minuten backen.

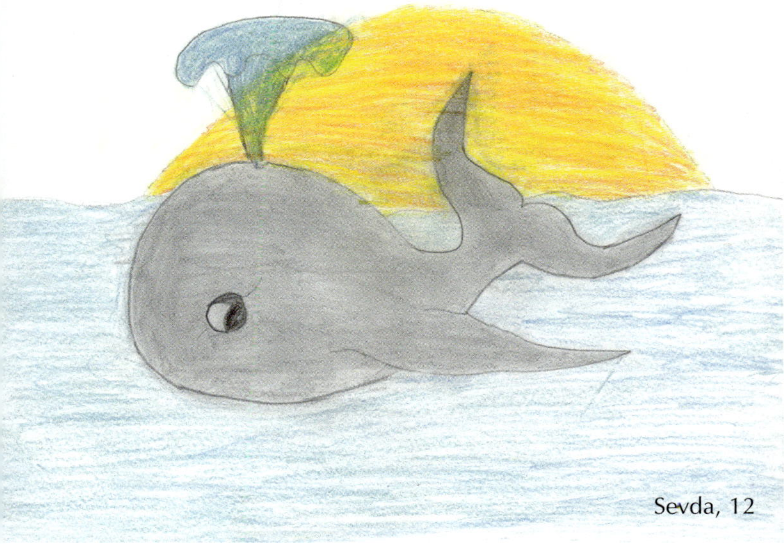

Sevda, 12

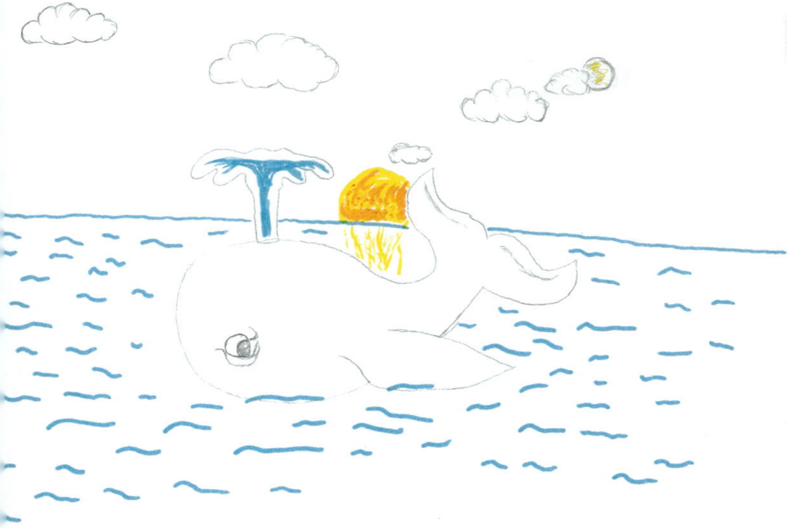

Sonja, 15

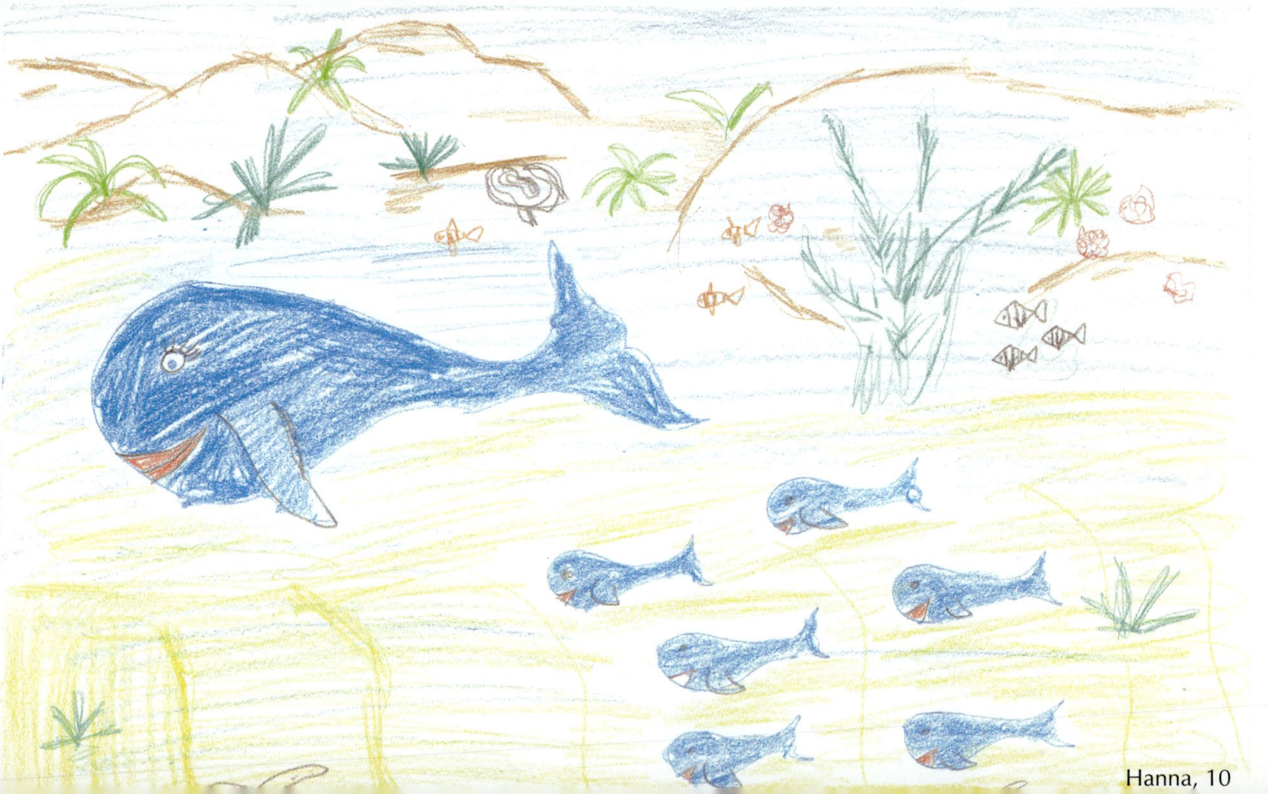

Hanna, 10

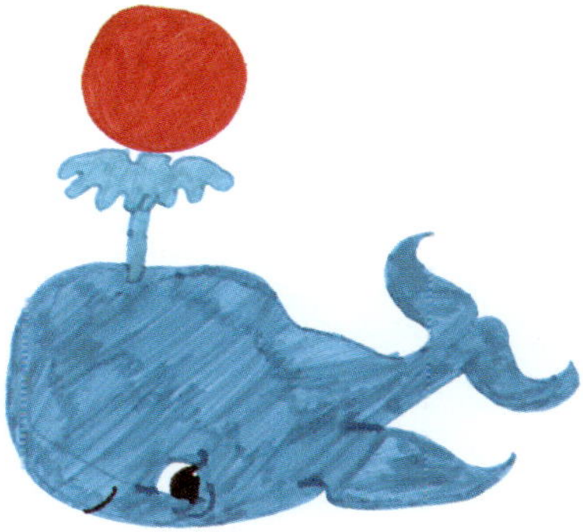

Marcello, 11

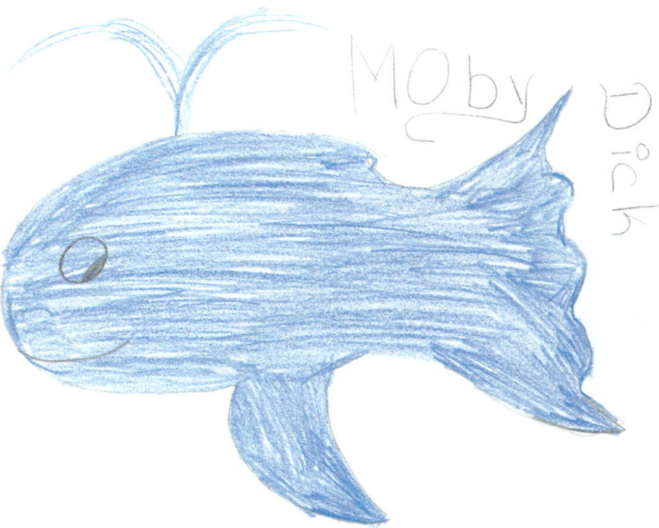

Jacqueline, 12

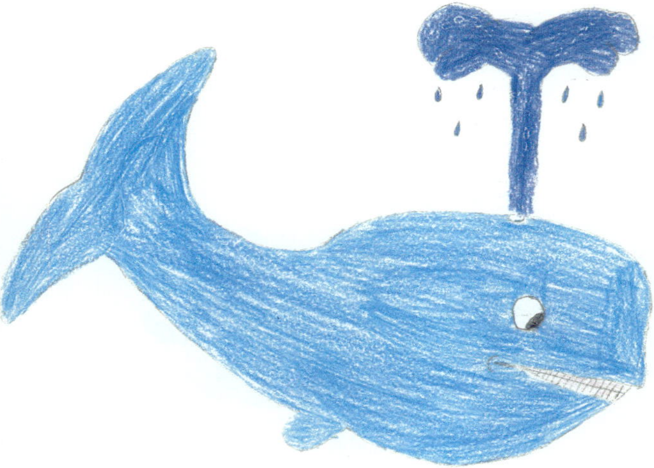

Filiz, 13

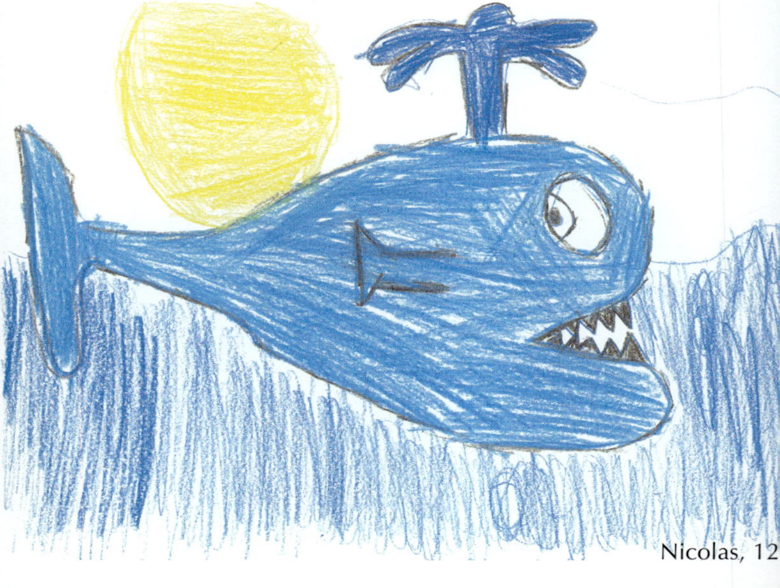

Nicolas, 12

Kapitel
6

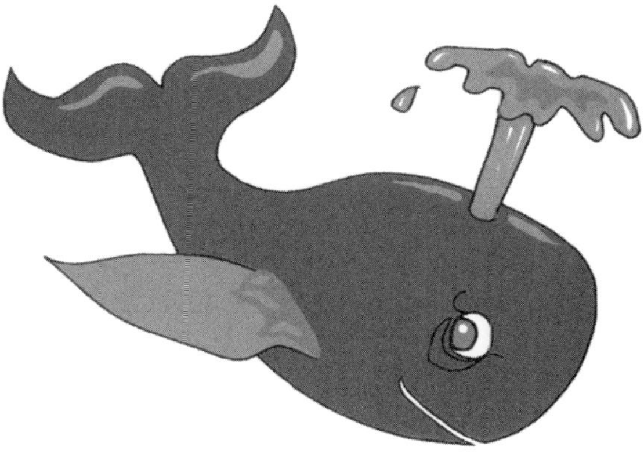

Wochenpläne

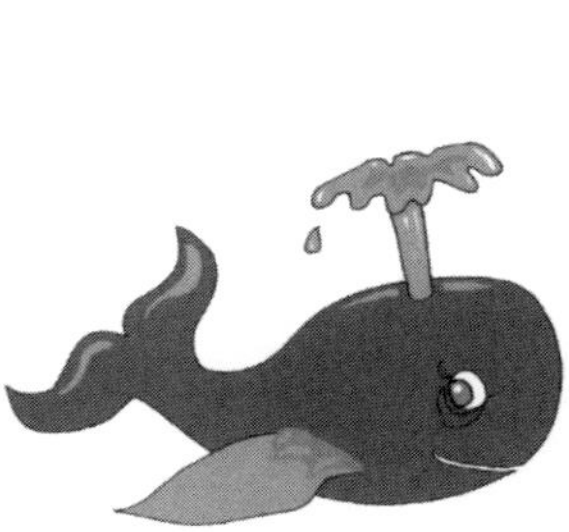

Die folgenden Wochenpläne bieten eine Orientierung, was Kinder in welchem Alter täglich essen sollten. Es handelt sich nicht um eine strenge Diät, sondern um genussvolle Rezepte, die eine ausgewogene und vollwertige Ernährung sicherstellen. Sie können eine ganze Woche so gestalten oder Sie kombinieren die hier angegebenen Rezeptideen zu ganz eigenen Plänen nach dem Geschmack Ihres Kindes. In jedem Fall aber sollten Sie sich nicht strikt an Pläne zu halten versuchen, sondern kreativ und nach der neuartigen Esslust Ihres Kindes verfahren. Die Wochenpläne sind dabei lediglich eine gute Hilfe.

Übrigens: Für die unterschiedlichen Altersgruppen variieren die Pläne vor allem in der Menge, die gegessen werden sollte. So kann ganz leicht auch für mehrere Kinder in der Familie gekocht werden.

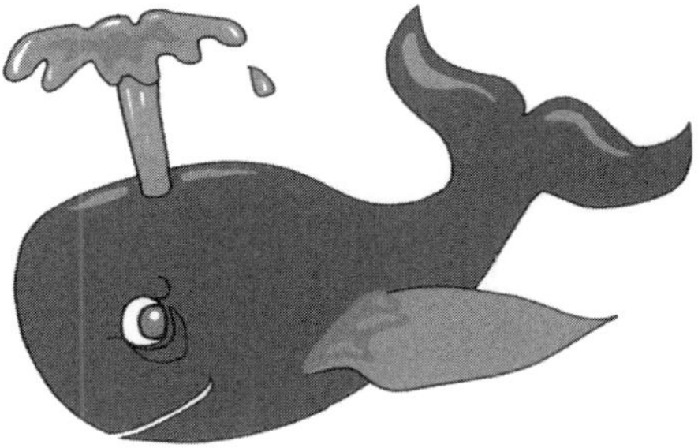

Wochenplan – Übersicht

7–9 Jahre

(Jungen und Mädchen)

Montag	*Dienstag*	*Mittwoch*
Frühstück Apfel-Zimt-Quark mit Haferflocken, Kräuter-/Früchtetee	**Frühstück** Nuss-Nougat-Brot mit Banane, Kräuter-/ Früchtetee	**Frühstück** Schinkenbrot, Joghurt, Kräuter-/ Früchtetee
2. Frühstück Käsebrot, Knabbergemüse, Apfelschorle	**2. Frühstück** Schinkenknäcke, Joghurt, Birne, Apfelschorle	**2. Frühstück** Kiwi-Brötchen, Banane, Apfelschorle
Mittagessen Kartoffelgulasch, Apfelschorle	**Mittagessen** Nudeln mit Frischkäsesoße, Apfelschorle	**Mittagessen** Kartoffel mit Kräuterquark, Apfelschorle
Snack Obstsalat, Apfelschorle	**Snack** Aprikosen, Apfel, Mineralwasser	**Snack** Obstmüsli mit Joghurt, Apfelschorle
Abendessen Pikante Brote mit Pute, Apfel-Karotten-Rohkost, Apfelschorle	**Abendessen** Käsebrote, bunter Salat, Apfelschorle	**Abendessen** Brot mit Radieschen und Pute, Knabbergemüse, Apfelschorle

Donnerstag	*Freitag*	*Samstag*	*Sonntag*
Frühstück Früchtemüsli, Kräuter-/ Früchtetee	**Frühstück** Knuspermüsli, Kräuter-/ Früchtetee	**Frühstück** Marmeladen-Quark-Brötchen, Trinkschokolade	**Frühstück** Schinkenbrot, Joghurt, Kräuter-/ Früchtetee
2. Frühstück Schinkenbrötchen, Trinkjoghurt	**2. Frühstück** Käsebrot, Gemüsesticks mit Dip, Apfelschorle	**2. Frühstück** Obstsalat, Apfelschorle	**2. Frühstück** »Dicke Sine«
Mittagessen Nudelauflauf mit Zucchini, Apfelschorle	**Mittagessen** Fischfilet mit Kartoffeln und Karotten Brokkoli-Gemüse, Apfelschorle	**Mittagessen** Kartoffelpizza, Apfelschorle	**Mittagessen** Yangtschou-Reis, Apfelschorle
Snack Bananenbrot, Mineralwasser	**Snack** Schokolade oder andere Süßigkeiten, Mineralwasser	**Snack** Bananenmilch	**Snack** Fitmacher-spieße, Apfelschorle
Abendessen Brot mit Ei, Tomatensalat, Apfelschorle	**Abendessen** Sandwich, gemischter Salat, Mineralwasser	**Abendessen** Brot mit Schinkenquark, Salat, Apfelschorle	**Abendessen** Doppeldecker-Sandwich, Tomatensalat, Apfelschorle

Wochenplan 7–9 Jahre
(Jungen und Mädchen)

Montag

Frühstück

Apfel-Zimt-Quark mit Haferflocken
250 ml Kräutertee

Für den Quark:

250 g Magerquark
1 EL Haferflocken
3 EL Milch (1,5 % Fett)
1 TL Zitronensaft
1 kleiner Apfel
etwas Zimt

1. Quark mit Milch, Zimt und Zitronensaft in einer Schüssel cremig rühren.
2. Dann den Apfel in kleine Stücke schneiden und unter den Quark rühren.
3. Zuletzt die Haferflocken unterheben.

2. Frühstück

Käsebrot
Knabbergemüse
250 ml Apfelschorle (50 ml Saft gemischt mit 200 ml Mineralwasser)

Für das Brot:
60 g Brot (1 Scheibe)
25 g fettarmer Käse
1 TL Halbfettmargarine
1 Salatblatt

Für das Knabbergemüse:
½ Kohlrabi
75 g Tomate, 75 g Gurke
75 g Karotten
oder anderes Gemüse

1. Brot mit Margarine bestreichen und mit der Käsescheibe belegen.
2. Salatblatt darauflegen und zusammenklappen.

Mittagessen

Kartoffelgulasch
250 ml Apfelschorle (50 ml Saft/200 ml Wasser)

Das Rezept für zwei Personen befindet sich im Rezeptteil auf S. 116. Die Mengen können je nach Anzahl der mitessenden Personen verkleinert oder vergrößert werden.

Snack

Obstsalat
250 ml Apfelschorle (50 ml Saft/200 ml Wasser)

Für den Obstsalat:
1 Banane
1 TL Zitronensaft
100 g Nektarinen
(1 große Frucht)

1. Banane und Nektarinen in kleine Stücke schneiden und in eine Schüssel geben.
2. Mit dem Zitronensaft beträufeln.

Abendessen

Pikante Brote
Apfel-Karotten-Rohkost
250 ml Saftschorle (50 ml Saft/200 ml Wasser)

Für die Brote:
2 Scheiben Brot (120 g)
2 Scheiben Putenwurst
2 TL Halbfettmargarine
1 saure Gurke oder Senfgurke

1. Brote mit Margarine bestreichen und mit Putenaufschnitt belegen.
2. Gurke in Scheibchen schneiden und auf die Brote legen.

Zutaten und Zubereitung der Apfel-Karotten-Rohkost siehe Rezeptteil.

Dienstag

Frühstück

Nuss-Nougat-Brot mit ½ Banane
150 ml Kräutertee (ungesüßt)

Zutaten:
2 Scheiben Vollkornbrot
½ EL Nuss-Nougat-Creme (10 g)
50 g Banane (in Scheiben geschnitten auf die Brote legen)

2. Frühstück

Schinkenknäcke
Joghurt, Birne
250 ml Apfelschorle

Für die Brote:
2 Sesamknäcke
5 g Halbfettmargarine
30 g Lachsschinken (2 Scheiben)
½ Bund Radieschen
2 Salatblätter

dazu:
150 g Joghurt (1,5 % Fett)
1 kleine Birne (60 g)

1. Brote dünn mit Margarine bestreichen und mit den Schinkenscheiben belegen.
2. Salatblätter und Radieschen waschen. Radieschen in Scheiben schneiden.
3. Salat und Radieschen auf den Broten verteilen.

Mittagessen

Nudeln mit Frischkäsesoße
250 ml Apfelschorle

Für die Nudeln:
60 g Vollkornnudeln (ungekocht gewogen)
60 g Karotten
60 g Zucchini
40 g Frischkäse (fettarm)
375 ml Gemüsebrühe (aufgelöst)

1. Karotten und Zucchini waschen und in Scheiben schneiden.
2. In einem großen Topf die Gemüsebrühe zum Kochen bringen.
3. Karotten darin 10 Minuten kochen.
4. Dann die ungekochten Nudeln zugeben und weitere 5 Minuten kochen.
5. Nun die Zucchini beifügen und alles in 5 Minuten fertig garen.
6. Abschließend den Frischkäse unterrühren.

Snack

1 großer Apfel
150 g frische Aprikosen oder anderes Obst
250 ml Mineralwasser

Abendessen

2 Käsebrote, bunter Salat
250 ml Saftschorle

Für die Brote:
120 g Vollkornbrot (2 Scheiben)
50 g fettarmer Käse
1 TL Halbfettmargarine

Für den Salat:
25 g Eisbergsalat
25 g Feldsalat
75 g rote Paprika
75 g grüne Paprika
50 g Gurke
50 g Mais

Für die Soße:

½ kleiner Becher Joghurt (1,5 % Fett)
1 TL Obstessig
2 EL Zitronensaft
frische Kräuter
Salz, Pfeffer

1. Zutaten für die Soße mischen und gut verrühren.
2. Salatzutaten waschen, klein schneiden und unter die Soße mischen.
3. Brote dünn mit Margarine bestreichen und mit Käse belegen.

Mittwoch

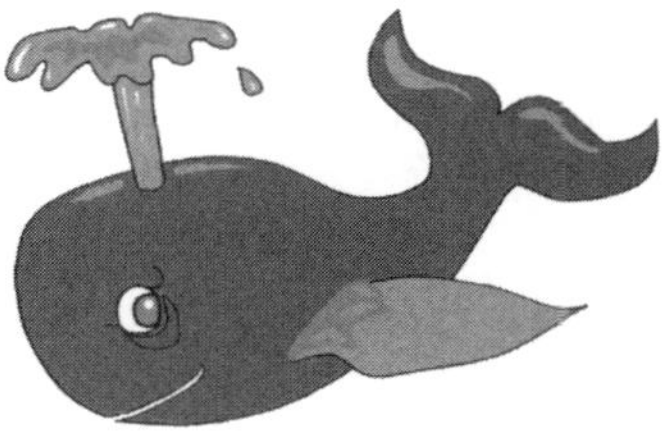

Frühstück

Schinkenbrot, Joghurt
250 ml Früchtetee

Für das Brot:

1 Scheibe Vollkornbrot (60 g)
1 TL Halbfettmargarine (5 g)
1 Scheibe gekochten Schweineschinken (30 g)
1 Salatblatt
1 Gewürzgurke oder Tomate zum Belegen

dazu:

1 kleiner fettarmer Früchtejoghurt (1,5 % Fett)

1. Brotscheiben mit Margarine bestreichen.
2. Mit Salatblatt und Gurkenscheibchen belegen.

2. Frühstück

Kiwi-Brötchen
1 Banane
250 ml Apfelschorle (50 ml Apfelsaft/200 ml Wasser)

Für das Brötchen:

1 Vollkornbrötchen
2 EL Magerquark (40 g)
1 TL flüssiger Honig
1 Kiwi

1. Brötchen aufschneiden und eine Hälfte mit Quark bestreichen.
2. Den Honig auf den Quark tropfen lassen.
3. Kiwi schälen und in Scheiben schneiden.
4. Kiwischeiben auf dem Honigquark verteilen.
5. Brötchen zusammenklappen.

Mittagessen

Kartoffel mit Kräuterquark
250 ml Apfelschorle

Zutaten und Zubereitung siehe Rezeptteil.

Snack

Obstmüsli
250 ml Apfelschorle (50 ml Saft/200 ml Wasser)

Für das Müsli:

150 g Joghurt (1,5 % Fett)
1 gehäufter EL Haferflocken
1 Banane
250 g Erdbeeren oder anderes Obst

Abendessen

Radieschenbrote mit Pute, Knabbergemüse
250 ml Apfelschorle

Für die Brote:
2 Scheiben Vollkornbrot (120 g)
10 g Halbfettmargarine
2 Scheiben Putenaufschnitt oder gekochten Schinken (60 g)
1 Blatt grüner Salat
4 Radieschen

Knabbergemüse:
½ Kohlrabi
½ Gurke
½ Paprika

1. Radieschen und Salatblatt waschen. Radieschen in Scheiben schneiden.
2. Brote mit Margarine bestreichen und mit dem Aufschnitt belegen.
3. Salatblatt und Radieschen auf eines der Brote geben und das andere darüberklappen.

Donnerstag

Frühstück

Früchtemüsli
200 ml Früchte- oder Kräutertee (ungesüßt)

Für das Müsli:
3 EL Magerquark (90 g)
1 TL Zitronensaft
2 EL Orangensaft
1 kleiner Apfel (80 g)
½ Banane
1 EL Cornflakes (ohne Zucker!)

1. Apfel waschen, Banane schälen und beides in kleine Stückchen schneiden.
2. Quark mit Zitronen- und Orangensaft vermischen.
3. Obst zum Quark geben, Cornflakes und Haferflocken darüber streuen.

2. Frühstück

Schinkenbrötchen
Trinkjoghurt (1,5 % Fett)

Für das Brötchen:

1 Vollkornbrötchen
1 TL Halbfettmargarine
1 Scheibe gekochten Schinken
Salatblatt
einige Gurkenscheiben
zum Belegen

Mittagessen

Nudelauflauf mit Zucchini
250 ml Apfelschorle (50 ml Apfelsaft/200 ml Mineralwasser)

Zutaten und Zubereitung siehe Rezeptteil.

Snack

Bananenbrot
125 ml Mineralwasser

Zutaten:

1 Scheibe Vollkornbrot (60 g)
½ Banane (in Scheiben aufs Brot legen)
1 Stück anderes Obst

Abendessen

Brot mit Ei

Tomatensalat

325 ml Apfelschorle (125 ml Apfelsaft/200 ml Mineralwasser)

Für das Brot:

1 Scheibe Vollkornbrot (60 g)

1 TL Tomatenmark

1 gekochtes Ei

1 Salatblatt

Für den Salat:

4 Tomaten

½ Zwiebel

1 EL Olivenöl

1 TL Essig

Basilikum

Salz, Pfeffer

1. Brot mit Tomatenmark bestreichen.
2. Ei in Scheiben schneiden und mit den Salatblättern auf das Brot legen.
3. Tomaten in Scheiben oder Spalten schneiden.
4. Zwiebel fein würfeln. Basilikum hacken.
5. Aus Öl, Essig, Salz, Pfeffer und Basilikum eine Soße zubereiten.
6. Tomaten, Zwiebeln und Soße vermischen.

Tipp:

Wenn du keinen Tomatensalat magst, darf es auch ein gemischter Salat oder Gurkensalat sein.

Freitag

Frühstück

Knuspermüsli
125 ml Kräuter- oder Früchtetee (ungesüßt)

Zutaten:
1 gehäufter EL Haferflocken
2 EL Cornflakes (keine Pops, Flops oder Frosties, sondern Cornflakes ohne Zucker)
½ Banane
1 TL Kokosraspeln
1 TL Sonnenblumenkerne
150 g Joghurt (1,5 % Fett)

2. Frühstück

Käsebrot
Gemüsesticks mit Dip
250 ml Apfelschorle (100 ml Apfelsaft/150 ml Wasser)

Für das Brot:
1 Scheibe Vollkornbrot (60 g)
1 TL Tomatenmark
1 Scheibe fettarmer Käse

Für den Dip:
50 g Magerquark
etwas Mineralwasser
½ TL Currypulver
½ Banane
Salz, Pfeffer

Gemüsestreifen (z. B. Gurke, Paprika, Karotten, Kohlrabi)

1. Eines der beiden Vollkornbrote mit Tomatenmark bestreichen und mit gekochtem Schinken belegen.
2. Dann das andere Brot darüber legen und beide in der Mitte durchschneiden.

3. Für den Dip den Magerquark mit etwas Mineralwasser cremig schlagen
4. Dann die anderen Zutaten unterrühren.
5. Das Gemüse waschen und in Streifen schneiden. In den Dip tauchen.

Tipp:

Es gibt auch noch andere Moby-Dick-Dips, z. B. Supermans Senf-Dip oder Draculas Tomaten-Dip. Alle Dips basieren auf Magerquark, in den man dann Kräuter und anderes hineinrührt.

Mittagessen

Fischfilet mit Kartoffeln
Karotten-Brokkoli-Gemüse
325 ml Apfelschorle (125 ml Apfelsaft/200 ml Wasser)

Für den Fisch:

100 g fettarmer Fisch,
z. B. Seelachs, Zander, Barsch,
Kabeljau, Dorsch, Forelle
(ohne Soße oder Panade
kaufen!!)
1 kleine Zwiebel
140 g Kartoffeln (in etwa
3 Kartoffeln von der Größe
eines Hühnereis)

50 g Karotten
50 g Brokkoli
½ TL Öl
etwas Gemüsebrühe
(in Wasser aufgelöst)
1 EL saure Sahne
(10 % Fett)
etwas Zitronensaft

1. Kartoffeln gut waschen und ungeschält in Wasser kochen.
2. Währenddessen das Gemüse putzen und in der Brühe andünsten.

3. Dann die saure Sahne unterrühren und würzen.
4. Zwiebel fein hacken und in einer beschichteten Pfanne in Öl anbraten.
5. Fisch dazugeben und fünf Minuten mitdünsten.
6. Kartoffeln abgießen und schälen.
7. Alles auf dem Teller anrichten. Den Fisch mit Zitronensaft beträufeln.

Snack

2 Rippchen Schokolade oder 10 Lollis oder 10 Bonbons
oder 20 Gummibärchen oder 2 Kugeln Milchspeiseeis
250 ml Mineralwasser

Achtung!

Bei den Mengenangaben zu den Süßigkeiten handelt es sich um eine Wochenration. Rechnerisch wurden sie für diesen Tag eingeplant. Besser ist es allerdings, sich die Süßigkeiten bewusst einzuteilen und nicht alles an einem Tag zu essen.

Abendessen

Sandwich
großer gemischter Salat
200 ml Mineralwasser

Für das Sandwich:
90 g Vollkorntoastbrot (3–4 Scheiben)
etwas Gurke, Salatblätter und Zwiebel zum Belegen

1 TL fettreduzierte Mayonnaise
1 TL Tomatenketchup
50 g Thunfisch im eigenen Saft (nicht in Öl!)

Für den Salat:
75 g Eisbergsalat
75 g rote Paprika
2–3 Tomaten
50 g Gurke

Für die Soße:
½ Becher Joghurt (1,5 % Fett)
½ TL Essig
etwas Zitronensaft
Kräuter
Salz, Pfeffer

Zutaten und Zubereitung für das Sandwich siehe Rezeptteil.

1. Eisbergsalat, Paprika, Tomaten und Gurken waschen und in kleine Stücke schneiden.
2. Zutaten für die Soße vermischen und über den Salat gießen.

Samstag

Frühstück

Marmeladen-Quark-Brötchen
1 Glas Trinkschokolade (200 ml fettarme Milch/ 1 El Kakaopulver)

Zutaten:
1 Vollkornbrötchen
2 TL Marmelade (25 g)
1 EL Magerquark (30 g)

2. Frühstück

Obstsalat
250 ml Apfelschorle

Für den Obstsalat:
1 kleiner Apfel
1 Banane
6 große Weintrauben
125 g Ananas
(1 Scheibe)
etwas Zitronensaft

1. Alle Zutaten klein schneiden und vermischen.
2. Mit Zitronensaft abschmecken.

Mittagessen

1 Stück Kartoffelpizza
250 ml Apfelschorle

Zutaten und Zubereitung für ein Blech Pizza siehe Rezeptteil.

Snack

Bananenmilch

Zutaten:
250 ml fettarme Milch (1,5 % Fett)
1 reife Banane

1. Banane schälen, in kleine Stücke schneiden und in einen Rührbecher geben.

2. Bananenstücke mit dem Pürierstab oder der Gabel zerquetschen.
3. Milch dazugeben und alles gut durchmixen.

Abendessen

Schinkenbrote
Salat
250 ml Apfelschorle (50 ml Saft/200 ml Mineralwasser)

Für das Brot:
1 Scheibe Vollkornbrot (60 g)
1 Scheibe gekochter Schinken
50 g Magerquark (1 gehäufter EL)
1 EL saure Sahne (10 % Fett)
Pfeffer
Salz

Für den Salat:
25 g Eisbergsalat
25 g Feldsalat
75 g rote Paprika
25 g Tomate
50 g Gurke
25 g Kohlrabi
1 Karotte

Für die Salatsoße:
2 EL Zitronensaft
1 TL Obstessig
½ kleiner Becher Joghurt (1,5 % Fett)
frische Kräuter
Salz
Pfeffer

1. Schinken fein hacken.
2. Den Quark mit der sauren Sahne glatt rühren und mit dem Schinken vermengen.
3. Mit Salz und Pfeffer abschmecken.
4. Salatzutaten waschen, klein schneiden und in eine Schüssel geben.
5. Soßenzutaten verrühren und über den Salat gießen.

Sonntag

Frühstück

Schinkenbrot, Joghurt
125 ml Kräuter- oder Früchtetee

Für das Brot:
1 Scheibe Vollkornbrot oder 1 Vollkornbrötchen
1 Scheibe magerer gekochter Schinken
1 TL Halbfett-margarine
Gurkenscheiben zum Belegen

***dazu:* 1 Joghurt (1,5 % Fett)**

Tipp:

Wer Vollkornbrot nicht mag, kann auch Vollkorntoastbrot oder Roggenmischbrot nehmen.

2. Frühstück

»Dicke Sine«

250 ml Orangensaft (kein Fruchtsaftgetränk oder Nektar, sondern möglichst frisch gepresst)
250 ml Dickmilch (1,5 % Fett)
etwas Mineralwasser

1. Orangensaft und Dickmilch verquirlen und in ein Glas füllen.
2. Mit einem Schuss Mineralwasser zum Schäumen bringen.

Mittagessen

Yangtschou-Reis
250 ml Apfelschorle

Zubereitung und Zutaten siehe Rezeptteil.

Snack

Fitmacher-Spieße
250 ml Apfelschorle

Zutaten und Zubereitung siehe Rezeptteil.

Abendessen

Doppeldecker-Sandwich
Tomatensalat
250 ml Apfelschorle (50 ml Apfelsaft/200 ml Mineralwasser)

Für das Sandwich:
100 g Vollkornbrot
(2 dünne Scheiben)
1 TL Halbfettmargarine
1 Scheibe fettarmer Käse
5 Gurkenscheiben

Für den Tomatensalat:
150 g Tomaten
1 kleine Zwiebel
1 TL Olivenöl
3 TL Balsamico-Essig

1. Brotscheiben mit Margarine bestreichen und halbieren.
2. Je eine Hälfte mit Käse und Gurkenscheiben belegen und mit der anderen Hälfte zusammenklappen.
3. Tomaten und Zwiebeln klein schneiden und in eine Schüssel geben.
4. Öl, Essig, Salz und Pfeffer verrühren und über die Tomaten gießen.

Wochenplan – Übersicht

10–12 Jahre

(Jungen und Mädchen)

Montag	*Dienstag*	*Mittwoch*
Frühstück Apfel-Zimt-Quark mit Haferflocken, Kräuter-/Früchtetee	**Frühstück** Nuss-Nougat-Brot mit Banane, Kräuter-/ Früchtetee	**Frühstück** Schinkenbrot, 150 g Joghurt, Kräuter-/Früchtetee
2. Frühstück Käsebrot, Apfel, Knabbergemüse, Apfelschorle	**2. Frühstück** Schinkenbrot, Joghurt, Obst, Apfelschorle	**2. Frühstück** Kiwi-Brötchen, Banane, Apfelschorle
Mittagessen Kartoffelgulasch, Apfelschorle	**Mittagessen** 1 großer Moby-Dick-Döner, Apfelschorle	**Mittagessen** Spaghetti mit Tomatensoße, Apfelschorle
Snack Obstsalat, Apfelschorle	**Snack** Aprikosen, Apfel, Apfelschorle	**Snack** Joghurt mit Obst und Haferflocken
Abendessen Pikante Brote mit Pute, Apfel-Karotten-Rohkost, Apfelschorle	**Abendessen** Käsebrote, bunter Salat, Apfelschorle	**Abendessen** Brote mit Radieschen, Knabbergemüse, Apfelschorle

Donnerstag	*Freitag*	*Samstag*	*Sonntag*
Frühstück Früchtemüsli, Kräuter-/ Früchtetee	**Frühstück** Knuspermüsli, Kräuter-/ Früchtetee	**Frühstück** Marmeladen-Quark-Brötchen, Trinkschokolade	**Frühstück** Schinkenbrot, Joghurt, Kräuter-/ Früchtetee
2. Frühstück Brötchen mit Schinken, Trinkjoghurt	**2. Frühstück** Schinkenbrot, Gemüsesticks mit Dip, Apfelschorle	**2. Frühstück** Obstsalat, Apfelschorle	**2. Frühstück** »Dicke Sine«
Mittagessen Linsen-Gemüse–Curry mit Reis, Apfelschorle	**Mittagessen** Fischfilet mit Kartoffeln und Karotten-Brokkoli-Gemüse, Apfelschorle	**Mittagessen** Kartoffelpizza, Apfelschorle	**Mittagessen** Yangtschou-Reis, Apfelschorle
Snack Bananenbrot, Apfel, Mineralwasser	**Snack** Süßigkeiten, Mineralwasser	**Snack** Bananenmilch	**Snack** Fitmacherspieße, Apfelschorle
Abendessen Brote mit Ei, Tomatensalat, Apfelschorle	**Abendessen** Moby-Dick-Sandwich, Karottensalat, Apfelschorle	**Abendessen** Brote mit Schinken und Quark, Salat, Apfelschorle	**Abendessen** Doppeldecker-Sandwich, Tomatensalat, Apfelschorle

Wochenplan 10–12 Jahre
(Jungen und Mädchen)

Montag

Frühstück

Apfel-Zimt-Quark mit Haferflocken
250 ml Kräuter- oder Früchtetee (ungesüßt)

Für den Quark:

250 g Magerquark	**1 TL Zitronensaft**
3 gehäufte EL Haferflocken	**1 großer Apfel**
3 EL Milch (1,5 % Fett)	**etwas Zimt**

1. Quark mit Milch, Zimt und Zitronensaft in einer Schüssel cremig rühren.
2. Dann den Apfel in kleine Stücke schneiden und unter den Quark rühren.
3. Zuletzt die Haferflocken unterheben.

2. Frühstück

Käsebrot
Knabbergemüse
1 Apfel
250 ml Apfelschorle (50 ml Apfelsaft gemischt mit 200 ml Mineralwasser)

Für das Brot:
60 g Brot (1 dicke Scheibe)
30 g fettarmer Käse
1 TL Halbfettmargarine
1 Salatblatt (fürs Brot)

Für das Knabbergemüse:
½ Kohlrabi
75 g Tomate
75 g Gurke
75 g Karotten
oder anderes Gemüse

1. Brot mit Margarine bestreichen und mit der Käsescheibe belegen.
2. Salatblatt darauflegen, Brot durchschneiden und zusammenklappen.

Mittagessen

Kartoffelgulasch
250 ml Apfelschorle (50 ml Saft/200 ml Wasser)

Rezept für zwei Personen befindet sich im Rezeptteil. Die Mengen können je nach Anzahl der mitessenden Personen verkleinert oder vergrößert werden.

Snack

Obstsalat
250 ml Apfelschorle (50 ml Saft/200 ml Wasser)

Für den Obstsalat:
1 Banane
150 g Nektarinen (ca. 2 Stück)
3 TL Zitronensaft

1. Banane und Nektarinen in kleine Stücke schneiden und in eine Schüssel geben.
2. Mit dem Zitronensaft beträufeln.

Abendessen

Pikante Brote
Apfel-Karotten-Rohkost
250 ml Apfelsaftschorle (50 ml Saft/200 ml Wasser)

Für die Brote:
2 Scheiben Brot (120 g)
2 Scheiben Putenwurst
2 TL Halbfettmargarine
1 saure Gurke oder Senfgurke

1. Brote mit Margarine bestreichen und mit Putenaufschnitt belegen.
2. Gurke in Scheibchen schneiden und auf die Brote legen.

Zutaten und Zubereitung der Apfel-Karotten-Rohkost siehe Rezeptteil.

Dienstag

Frühstück

Nuss-Nougat-Brot mit Banane
250 ml Kräuter- oder Früchtetee (ungesüßt)

Zutaten:
1 Scheibe Vollkornbrot
1 EL Nuss-Nougat-Creme (20 g)
50 g Banane (in Scheiben schneiden und auf die Brote legen)

2. Frühstück

Schinkenbrote
Joghurt und Obst

Für die Brote:
2 Scheiben Vollkornbrot
10 g Halbfettmargarine
60 g Lachsschinken
½ Bund Radieschen
2 Salatblätter

dazu:
150 g Joghurt (1,5 % Fett)
1 kleine Birne (60 g)

1. Brote dünn mit Margarine bestreichen und mit den Schinkenscheiben belegen.
2. Salatblätter und Radieschen waschen. Radieschen in Scheiben schneiden.
3. Salat und Radieschen auf den Broten verteilen.

Mittagessen

Döner
250 ml Apfelschorle (50 ml Saft/200 ml Wasser)

Zutaten und Zubereitung siehe Rezeptteil.

Tipp:

Wenn du sehr großen Hunger hast, kannst du von dem Döner auch eine richtig große Portion essen. Aber achte darauf, dass du mit dem Essen aufhörst, wenn du satt bist, auch wenn noch etwas auf deinem Teller liegt.

Snack

1 großer Apfel
150 g Aprikosen
150 ml Apfelschorle (50 ml Apfelsaft/100 ml Wasser)

Abendessen

2 Käsebrote
bunter Salat
250 ml Saftschorle (50 ml Saft/200 ml Wasser)

Für die Brote:
120 g Vollkornbrot
(2 Scheiben)
60 g fettarmer Käse
1 TL Halbfettmargarine

Für die Soße:
½ kleiner Becher Joghurt
1 TL Obstessig
2 EL Zitronensaft
frische Kräuter
Salz
Pfeffer

Für den Salat:
25 g Eisbergsalat
25 g Feldsalat
75 g rote Paprika
75 g grüne Paprika
50 g Gurke
50 g Mais

1. Zutaten für die Soße mischen und gut verrühren.
2. Salatzutaten waschen, klein schneiden und unter die Soße mischen.
3. Brote dünn mit Margarine bestreichen und mit Käse belegen.

Mittwoch

Frühstück

Schinkenbrote
Joghurt
250 ml Kräuter- oder Früchtetee (ungesüßt)

Für die Brote:
2 Scheiben Vollkornbrot (120 g)
2 TL Halbfettmargarine (10 g)
2 Scheiben gekochten Schweineschinken (60 g)
2 Salatblätter
1 Gewürzgurke oder Tomate zum Belegen

dazu:
1 kleiner Früchtejoghurt (1,5 % Fett)

1. Brotscheiben mit Margarine bestreichen.
2. Mit Salatblatt und Gurkenscheibchen belegen.

2. Frühstück

Kiwi-Brötchen
½ Banane
250 ml Apfelschorle (50 ml Saft/200 ml Wasser)

Für das Brötchen:
1 Vollkornbrötchen
2 EL Magerquark (40 g)
1 TL flüssiger Honig
1 Kiwi

1. Brötchen aufschneiden und beide Hälften mit Quark bestreichen.

2. Den Honig auf den Quark tropfen lassen.
3. Kiwi schälen und in Scheiben schneiden.
4. Kiwischeiben auf dem Honigquark verteilen.
5. Brötchen zusammenklappen.

Mittagessen

Spaghetti mit Tomatensoße
250 ml Apfelschorle

Zutaten und Zubereitung siehe Rezeptteil. Für diese Altersgruppe werden 100 g Nudeln empfohlen. (Ungekocht gewogen!)

Snack

Obstmüsli
250 ml Apfelschorle (50 ml Saft/200 ml Wasser)

Für das Müsli:

150 g Joghurt (1,5 % Fett)
2 gehäufte EL Haferflocken
⅓ Banane
150 g Erdbeeren
oder anderes Obst

Abendessen

Radieschenbrote
Knabbergemüse
250 ml Apfelschorle (50 ml Saft/200 ml Wasser)

Für die Brote:
2 Scheiben Vollkornbrot (120 g)
10 g Halbfettmargarine
2 Scheiben Putenaufschnitt (60 g)
1 Blatt grüner Salat
Radieschen

Knabbergemüse:
½ Kohlrabi
½ Gurke
½ Paprika

1. Radieschen und Salatblatt waschen. Radieschen in Scheiben schneiden.
2. Brote mit Margarine bestreichen und mit dem Aufschnitt belegen.
3. Salatblatt und Radieschen auf eines der Brote geben und das andere darüberklappen.

Donnerstag

Frühstück

Früchtemüsli
250 ml Früchte- oder Kräutertee (ungesüßt)

Für das Müsli:
3 EL Magerquark (90 g)
1 TL Zitronensaft
2 EL Orangensaft
1 kleiner Apfel (80 g)
1 Banane
2 EL Cornflakes (ohne Zucker!)

1. Apfel waschen, Banane schälen und beides in kleine Stückchen schneiden.

2. Quark mit Zitronen- und Orangensaft vermischen.
3. Obst zum Quark geben, Cornflakes und Haferflocken darüber streuen.

2. Frühstück

Schinkenbrötchen
Trinkjoghurt (1,5 % Fett)

Für das Brötchen:

1 Vollkornbrötchen
2 TL Halbfettmargarine
2 Scheiben gekochten Schinken
Salatblatt
einige Gurkenscheiben zum Belegen

Mittagessen

Linsen-Gemüse-Curry mit Reis
Apfelschorle (50 ml Apfelsaft/200 ml Mineralwasser)

Zutaten und Zubereitung siehe Rezeptteil.

Snack

Bananenbrot, Apfel
125 ml Mineralwasser

Zutaten:

1 Scheibe Vollkornbrot (60 g)
1 Banane (in Scheiben aufs Brot legen)
1 Stück anderes Obst

Abendessen

Brote mit Ei
Tomatensalat
250 ml Apfelschorle (50 ml Apfelsaft/200 ml Mineralwasser)

Für die Brote:
2 Scheiben Vollkornbrot (120 g)
2 TL Tomatenmark
2 gekochte Eier
2 Salatblätter

Für den Salat:
4 Tomaten
½ Zwiebel
1 EL Olivenöl
1 TL Essig
Basilikum
Salz, Pfeffer

1. Brote mit Tomatenmark bestreichen.
2. Eier in Scheiben schneiden und mit den Salatblättern auf die Brote legen.
3. Tomaten in Scheiben oder Spalten schneiden.
4. Zwiebel fein würfeln. Basilikum hacken.
5. Aus Öl, Essig, Salz, Pfeffer und Basilikum eine Soße zubereiten.
6. Tomaten, Zwiebeln und Soße vermischen.

Tipp:

Wenn du keinen Tomatensalat magst, darf es auch ein gemischter Salat oder Gurkensalat sein.

Freitag

Frühstück

Knuspermüsli
250 ml Kräuter- oder Früchtetee (ungesüßt)

Zutaten:
1 gehäufter EL Haferflocken
2 EL Cornflakes (keine Pops, Flops oder Frosties, sondern Cornflakes ohne Zucker)
½ Banane
1 TL Kokosraspeln
1 TL Sonnenblumenkerne
150 g Joghurt (1,5 % Fett)

2. Frühstück

Schinkenbrot
Gemüsesticks mit Dip
250 ml Apfelschorle (100 ml Apfelsaft/150 ml Wasser)

Für die Brote:
2 Scheiben Vollkornbrot (120 g)
1 TL Tomatenmark
1 Scheibe gekochten Schinken

Für den Dip:
50 g Magerquark
etwas Mineralwasser
½ TL Currypulver
½ Banane
Salz, Pfeffer

Gemüsestreifen (z. B. Gurke, Paprika, Karotten, Kohlrabi)

1. Eines der beiden Vollkornbrote mit Tomatenmark bestreichen und mit gekochtem Schinken belegen.

2. Dann das andere Brot darüber legen und beide in der Mitte durchschneiden.
3. Für den Dip den Magerquark mit etwas Mineralwasser cremig schlagen.
4. Dann die anderen Zutaten unterrühren.
5. Das Gemüse waschen und in Streifen schneiden. In den Dip tauchen.

Tipp:

Es gibt auch noch andere Moby-Dick-Dips, z. B. Supermans Senf-Dip oder Draculas Tomaten-Dip. Alle Dips basieren auf Magerquark, in den man dann Kräuter und anderes hineinrührt.

Mittagessen

Fischfilet mit Kartoffeln
Karotten-Brokkoli-Gemüse
250 ml Apfelschorle (50 ml Apfelsaft/200 ml Wasser)

Für den Fisch:
150 g fettarmer Fisch,
z. B. Seelachs, Zander, Barsch,
Kabeljau, Dorsch, Forelle
(ohne Soße oder Panade
kaufen!!)
1 kleine Zwiebel

180 g Kartoffeln (in etwa
4 Kartoffeln von der Größe
eines Hühnereis)
je 50 g Karotten und Brokkoli
½ TL Öl
etwas Gemüsebrühe
(in Wasser aufgelöst)
1 EL saure Sahne (10 % Fett)
etwas Zitronensaft

1. Kartoffeln gut waschen und ungeschält in Wasser kochen.
2. Währenddessen das Gemüse putzen und in der Brühe andünsten.

3. Dann die saure Sahne unterrühren und würzen.
4. Zwiebel fein hacken und in einer beschichteten Pfanne in Öl anbraten.
5. Fisch dazugeben und fünf Minuten mitdünsten.
6. Kartoffeln abgießen und schälen.
7. Alles auf dem Teller anrichten. Den Fisch mit Zitronensaft beträufeln.

Snack

4 Rippchen Schokolade
oder 17 Lollis oder 17 Bonbons oder 30 Gummibärchen
oder 4 Kugeln Milchspeiseeis
250 ml Mineralwasser

Achtung!

Bei den Mengenangaben zu den Süßigkeiten handelt es sich um eine Wochenration. Rechnerisch wurden sie für diesen Tag eingeplant. Besser ist es allerdings, sich die Süßigkeiten bewusst einzuteilen und nicht alles an einem Tag zu essen.

Abendessen

Sandwich, Karottensalat
250 ml Apfelschorle (50 ml Apfelsaft/200 ml Wasser)

Für den Salat:
200 g Karotten
½ kleiner Becher Joghurt (1,5 % Fett)
1 TL Salatöl
3 TL Zitronensaft
Salz, Pfeffer

Zutaten und Zubereitung für das Sandwich siehe Rezeptteil.

1. Für den Karottensalat Joghurt, Öl und Zitronensaft mischen und mit Pfeffer und Salz abschmecken.
2. Karotten dünn schälen, raspeln und sofort mit der Soße mischen.

Samstag

Frühstück

Marmeladen-Quark-Brötchen
1 Glas Trinkschokolade (200 ml fettarme Milch/
1 El Kakaopulver)

Zutaten:
2 Vollkornbrötchen
4 TL Marmelade
1 EL Magerquark

2. Frühstück

Obstsalat
250 ml Apfelschorle

Für den Obstsalat:
1 kleiner Apfel
1 Banane
6 große Weintrauben
125 g Ananas (1 Scheibe)
etwas Zitronensaft

1. Alle Zutaten klein schneiden und vermischen.
2. Mit Zitronensaft abschmecken.

Mittagessen

1 Stück Kartoffelpizza
250 ml Apfelschorle

Zutaten und Zubereitung für ein Blech Pizza siehe Rezeptteil.

Snack

Bananenmilch

Zutaten:
250 ml Milch (1,5 % Fett), 1 reife Banane

1. Banane schälen, in kleine Stücke schneiden und in einen Rührbecher geben.
2. Bananenstücke mit dem Pürierstab oder der Gabel zerquetschen.
3. Milch dazugeben und alles gut durchmixen.

Abendessen

Schinkenbrote, Salat
250 ml Apfelschorle (50 ml Saft/200 ml Mineralwasser)

Für die Brote:
2 Scheiben Vollkornbrot
2 Scheiben gekochten Schinken
50 g Magerquark
(1 gehäufter EL)
1 EL saure Sahne (10 % Fett)
Pfeffer
Salz

Für den Salat:
25 g Eisbergsalat
25 g Feldsalat
75 g rote Paprika
25 g Tomate
50 g Gurke
25 g Kohlrabi
1 Karotte

Für die Salatsoße:

2 EL Zitronensaft	**frische Kräuter**
1 TL Obstessig	**Salz**
½ kleiner Becher Joghurt (1,5 % Fett)	**Pfeffer**

1. Schinken fein hacken.
2. Den Quark mit der sauren Sahne glatt rühren und mit dem Schinken vermengen.
3. Mit Salz und Pfeffer abschmecken.
4. Salatzutaten waschen, klein schneiden und in eine Schüssel geben.
5. Soßenzutaten verrühren und über den Salat gießen.

Sonntag

Frühstück

Schinkenbrot
Joghurt
125 ml Kräuter- oder Früchtetee

Für die Brote:

2 Scheiben Vollkornbrot oder 2 Vollkornbrötchen	**2 TL Halbfett-margarine**
2 Scheiben magerer gekochter Schinken	**Gurkenscheiben zum Belegen**

dazu: **1 Joghurt (1,5 % Fett)**

Tipp:

Wer Vollkornbrot nicht mag, kann auch Vollkorntoastbrot oder Roggenmischbrot nehmen.

2. Frühstück

»Dicke Sine«

250 ml Orangensaft (kein Fruchtsaftgetränk oder Nektar, sondern möglichst frisch gepresst)
250 ml Dickmilch (1,5 % Fett)
etwas Mineralwasser

1. Orangensaft und Dickmilch verquirlen und in ein Glas füllen.
2. Mit einem Schuss Mineralwasser zum Schäumen bringen.

Mittagessen

Yangtschou-Reis
250 ml Apfelschorle

Zubereitung und Zutaten siehe Rezeptteil.

Snack

Fitmacher-Spieße
250 ml Apfelschorle

Zutaten und Zubereitung siehe Rezeptteil.

Abendessen

Doppeldecker-Sandwich
Tomatensalat
250 ml Apfelschorle (50 ml Apfelsaft/
200 ml Mineralwasser)

Für das Sandwich:
100 g Vollkornbrot
(2 dünne Scheiben)
1 TL Halbfettmargarine
1 Scheibe fettarmer Käse
5 Gurkenscheiben

Für den Tomatensalat:
150 g Tomaten
1 kleine Zwiebel
1 TL Olivenöl
3 TL Balsamico-Essig

1. Brotscheiben mit Margarine bestreichen und halbieren.
2. Je eine Hälfte mit Käse und Gurkenscheiben belegen und mit der anderen Hälfte zusammenklappen.
3. Tomaten und Zwiebeln klein schneiden und in eine Schüssel geben.
4. Öl, Essig, Salz und Pfeffer verrühren und über die Tomaten gießen.

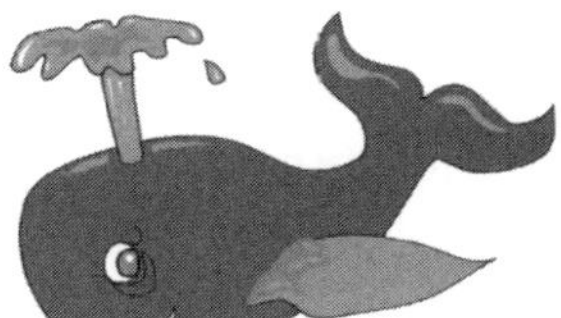

Wochenplan – Übersicht

13–14 Jahre

(Jungen und Mädchen)

Montag	*Dienstag*	*Mittwoch*
Frühstück Apfel-Zimt-Quark mit Haferflocken, Kräuter-/Früchtetee	**Frühstück** Nuss-Nougat-Brot mit Banane, Kräuter-/Früchtetee	**Frühstück** Schinkenbrote, Joghurt, Kräuter-/Früchtetee
2. Frühstück Käsebrote, Apfel, Knabbergemüse, Mineralwasser	**2. Frühstück** Schinkenbrote, Joghurt, Birne, Apfelschorle	**2. Frühstück** Kiwi-Brötchen, Banane, Apfelschorle
Mittagessen Kartoffelgulasch, Apfelschorle	**Mittagessen** 1 großer Moby-Dick-Döner, Apfelschorle	**Mittagessen** Spaghetti mit Tomatensoße, Apfelschorle
Snack Obstsalat, Apfelschorle	**Snack** Trinkschokolade, Zwieback	**Snack** Obstmüsli, Apfelschorle
Abendessen Pikante Brote mit Pute, Apfel-Karotten-Rohkost, Apfelschorle	**Abendessen** Käsebrote, bunter Salat, Apfelschorle	**Abendessen** Brote mit Radieschen, Knabbergemüse, Apfelschorle

Donnerstag	*Freitag*	*Samstag*	*Sonntag*
Frühstück Früchtemüsli, Kräuter-/ Früchtetee	**Frühstück** Knuspermüsli, Kräuter-/ Früchtetee	**Frühstück** Marmeladen-Quark-Brötchen, Trinkschokolade	**Frühstück** Schinkenbrot, Joghurt, Kräuter-/ Früchtetee
2. Frühstück Brötchen mit Schinken, Trinkjoghurt, Apfelschorle	**2. Frühstück** Schinkenbrot, Gemüsesticks mit Dip, Apfelschorle	**2. Frühstück** Obstsalat, Apfelschorle	**2. Frühstück** »Dicke Sine«
Mittagessen Linsen-Gemüse-Curry mit Reis, Apfelschorle	**Mittagessen** Fischfilet mit Kartoffeln und Karotten-Brokkoli-Gemüse, Apfelschorle	**Mittagessen** Kartoffelpizza, Apfelschorle	**Mittagessen** Yangtschou-Reis, Apfelschorle
Snack Bananenbrot, Mineralwasser	**Snack** Süßigkeiten, Mineralwasser	**Snack** Bananenmilch	**Snack** Fitmacherspieße, Apfelschorle
Abendessen Brote mit Ei, Tomatensalat, Apfelschorle	**Abendessen** Sandwich, Karottensalat, Apfelschorle	**Abendessen** Brote mit Schinken und Quark, Salat, Apfelschorle	**Abendessen** Doppeldecker-Sandwich, Tomatensalat, Apfelschorle

Wochenplan 13–14 Jahre
(Jungen und Mädchen)

Bitte die unterschiedlichen Mengenangaben beachten!

Montag

Frühstück

Apfel-Zimt-Quark mit Haferflocken
250 ml Kräutertee

Für den Quark:

250 g Magerquark	**1 TL Zitronensaft**
100 g Haferflocken	**1 großer Apfel**
100 ml Milch (1,5 % Fett)	**etwas Zimt**

1. Quark mit Milch, Zimt und Zitronensaft in einer Schüssel cremig rühren.
2. Dann den Apfel in kleine Stücke schneiden und unter den Quark rühren.
3. Zuletzt die Haferflocken unterheben.

2. Frühstück

Käsebrote und Knabbergemüse
1 Apfel
200 ml Mineralwasser

Für die Brote:

100 g (2 dünne Scheiben) Brot (Jungen: 120 g/2 dickere Scheiben)	**1 TL Halbfettmargarine (Jungen: 2 TL)**
30 g fettarmer Käse (Jungen: 60 g)	**1 Salatblatt (für die Brote)**

Für das Knabbergemüse:

½ Kohlrabi
75 g Tomate
75 g Gurke
75 g Karotten
oder anderes Gemüse

1. Brote mit Margarine bestreichen und mit den Käsescheiben belegen.
2. Salatblatt darauf legen und die Brote übereinander klappen.

Mittagessen

Kartoffelgulasch
250 ml Apfelschorle (50 ml Saft/200 ml Wasser)

Das Rezept für zwei Personen befindet sich im Rezeptteil. Die Mengen können je nach Anzahl der Mitesser verkleinert oder vergrößert werden.

Snack

Obstsalat
250 ml Apfelschorle (50 ml Saft/200 ml Wasser)

Für den Obstsalat:

1 Banane (Jungen: 2 Bananen)
150 g Nektarinen (ca. 2 Stück)
1 Apfel (Jungen: 2 Äpfel)
3 TL Zitronensaft

1. Banane, Nektarinen und Apfel in kleine Stücke schneiden und in eine Schüssel geben.
2. Mit dem Zitronensaft beträufeln.

Abendessen

Pikante Brote
Apfel-Karotten-Rohkost
250 ml Saftschorle (50 ml Saft/200 ml Wasser)

Für die Brote:

2 Scheiben Brot (120 g)
2 Scheiben Putenwurst
2 TL Halbfettmargarine
1 saure Gurke oder Senfgurke

1. Brote mit Margarine bestreichen und mit Putenaufschnitt belegen.
2. Gurke in Scheibchen schneiden und auf die Brote legen.

Zutaten und Zubereitung der Apfel-Karotten-Rohkost siehe Rezeptteil.

Dienstag

Frühstück

Nuss-Nougat-Brot
1 Banane
250 ml Kräutertee (ungesüßt)

Zutaten:

2 Scheiben Vollkornbrot
20 g Nuss-Nougat-Creme (1 EL)
1 Banane (in Scheiben geschnitten und auf die Brote gelegt)

2. Frühstück

Schinkenbrote
Joghurt, Obst
200 ml Mineralwasser

Für die Brote:
2 Scheiben Vollkornbrot
10 g Halbfettmargarine
60 g Lachsschinken
½ Bund Radieschen
2 Salatblätter

dazu:
150 g Joghurt
(1,5 % Fett)
1 kleine Birne (60 g)
oder anderes Obst

1. Brote dünn mit Margarine bestreichen und mit den Schinkenscheiben belegen.
2. Salatblätter und Radieschen waschen. Radieschen in Scheiben schneiden.
3. Salat und Radieschen auf den Broten verteilen.

Mittagessen

Döner
250 ml Apfelschorle (50 ml Saft/200 ml Wasser)

Zutaten und Zubereitung siehe Rezeptteil.

Tipp:

Je nachdem, wie groß dein Hunger ist, kannst du von dem Döner auch eine richtig große Portion essen. Aber achte darauf, dass du mit dem Essen aufhörst, wenn du satt bist, auch wenn noch etwas auf deinem Teller liegt.

Snack

150 ml Trinkschokolade (150 ml fettarme Milch,
1 EL Kakaopulver)
2 Zwieback

Abendessen

2 Käsebrote (Jungen: 3 Käsebrote)
bunter Salat
250 ml Saftschorle (50 ml Saft/200 ml Wasser)

Für die Brote:
120 g (2 Scheiben)
Vollkornbrot
(Jungen: 180 g/3 Scheiben)
60 g fettarmer Käse
(Jungen: 90 g)
1 TL Halbfettmargarine
(Jungen: 3 TL)

Für den Salat:
25 g Eisbergsalat
25 g Feldsalat
75 g rote Paprika
75 g grüne Paprika
50 g Gurke
50 g Mais

Für die Soße:
½ kleiner Becher Joghurt
1 TL Obstessig
2 EL Zitronensaft
frische Kräuter
Salz
Pfeffer

1. Zutaten für die Soße mischen und gut verrühren.
2. Salatzutaten waschen, klein schneiden und unter die Soße mischen.
3. Brote dünn mit Margarine bestreichen und mit Käse belegen.

Mittwoch

Frühstück

Schinkenbrote
Joghurt
250 ml Früchtetee

Für die Brote:
2 Scheiben Vollkornbrot (120 g)
2 TL Halbfettmargarine (10 g)
2 Scheiben gekochten Schweineschinken (60 g)
2 Blatt Kopfsalat
1 Gewürzgurke oder Tomate

***dazu:* 1 kleiner fettarmer Früchtejoghurt (1,5 % Fett)**

1. Brotscheiben mit Margarine bestreichen.
2. Mit Salatblatt und Gurkenscheibchen belegen.

2. Frühstück

Kiwi-Brötchen
1 Banane
250 ml Apfelschorle (50 ml Saft/200 ml Wasser)

Für das Brötchen:
1 Vollkornbrötchen (Jungen: 2 Vollkornbrötchen)
2 EL Magerquark (40 g)
1 TL flüssiger Honig (Jungen: 2 TL)
1 Kiwi

1. Beide Brötchenhälften mit Quark bestreichen und den Honig darauftropfen lassen.

2. Kiwi schälen und in Scheiben schneiden.
3. Obstscheiben auf dem Honigquark verteilen.
4. Brötchen zusammenklappen.

Mittagessen

Spaghetti mit Tomatensoße
250 ml Apfelschorle (Jungen: 300 ml)

Zutaten und Zubereitung siehe Rezeptteil. Für diese Altersgruppe werden für Mädchen 80–100 g, für Jungen 200 g Nudeln (Trockengewicht) empfohlen.

Snack

Obstmüsli
250 ml Apfelschorle (50 ml Saft/200 ml Wasser)

Für das Müsli:
150 g Joghurt (1,5 % Fett)
2 gehäufte EL Haferflocken
1 Banane oder anderes Obst
250 g Erdbeeren

Abendessen

Radieschenbrote, Knabbergemüse
250 ml Apfelschorle (50 ml Saft/200 ml Wasser)

Für die Brote:
2 Scheiben Vollkornbrot (120 g)
10 g Halbfettmargarine
2 Scheiben Putenaufschnitt oder gekochten Schinken (60 g)
1 Blatt grüner Salat
4 Radieschen

Knabbergemüse: **½ Kohlrabi, ½ Gurke, ½ Paprika**

1. Radieschen und Salatblatt waschen. Radieschen in Scheiben schneiden.
2. Brote mit Margarine bestreichen und mit dem Aufschnitt belegen.
3. Salatblatt und Radieschen auf eines der Brote geben und das andere darüberklappen.

Donnerstag

Frühstück

Früchtemüsli
250 ml Früchte- oder Kräutertee (ungesüßt)

Für das Müsli:

125 g Magerquark
1 TL Zitronensaft
2 EL Orangensaft
1 kleiner Apfel (80 g)
1 Banane
2 EL Cornflakes (ohne Zucker)
(Jungen: noch zusätzlich
4 EL Haferflocken)

1. Apfel waschen, Banane schälen und beides in kleine Stückchen schneiden.
2. Quark mit Zitronen- und Orangensaft vermischen.
3. Obst zum Quark geben und die Cornflakes (und bei Jungen zusätzlich die Haferflocken) darüber streuen.

2. Frühstück

Schinkenbrötchen, Trinkjoghurt (1,5 % Fett)
250 ml Apfelschorle

Für das Brötchen:

1 Vollkornbrötchen
2 TL Halbfettmargarine
2 Scheiben gekochten Schinken
1 Salatblatt
einige Gurkenscheiben zum Belegen

Mittagessen

Linsen-Gemüse-Curry mit Reis
250 ml Apfelschorle (50 ml Saft/200 ml Wasser)

Zutaten und Zubereitung siehe Rezeptteil. Für diese Altersgruppe werden für Mädchen 200 g, für Jungen 250 g Reis empfohlen. (Gekocht gewogen!)

Snack

Bananenbrot
200 ml Mineralwasser

Zutaten:

1 Scheibe (60 g) Vollkornbrot (Jungen: 2 Scheiben/120 g)
1 Banane
1 Stück anderes Obst

1. Banane schälen und in Scheiben schneiden.
2. Brot damit belegen.
3. Dazu das Obst essen.

Abendessen

Brote mit Ei
Tomatensalat
250 ml Apfelschorle (50 ml Saft/200 ml Wasser)

Für die Brote:
2 dünne Scheiben (100 g) Vollkornbrot (Jungen: 2 dickere Scheiben/120 g)
2 TL Tomatenmark
2 gekochte Eier
2 Salatblätter

Für den Salat:
2 Tomaten (Jungen: 6 Tomaten)
½ Zwiebel
1 EL Olivenöl, 1 TL Essig
Basilikum
Salz, Pfeffer

1. Brote mit Tomatenmark bestreichen.
2. Eier in Scheiben schneiden und mit den Salatblättern auf die Brote legen.
3. Tomaten in Scheiben oder Spalten schneiden.
4. Zwiebel fein würfeln. Basilikum hacken.
5. Aus Öl, Essig, Salz, Pfeffer und Basilikum eine Soße zubereiten.
6. Tomaten, Zwiebeln und Soße vermischen.

Tipp:

Wenn du keinen Tomatensalat magst, darf es auch ein gemischter Salat oder Gurkensalat sein.

Freitag

Frühstück

Knuspermüsli
250 ml Früchtetee (ungesüßt)

Für das Müsli:
1 gehäufter EL Haferflocken (Jungen: 6 EL)
2 EL Cornflakes (Jungen: 3 EL) (keine Pops, Flops oder Frosties, sondern Cornflakes ohne Zucker)
½ Banane (Jungen: 1 Banane)
1 TL Kokosraspeln
1 TL Sonnenblumenkerne
150 g Joghurt (1,5 % Fett)

2. Frühstück

Schinkenbrot
Gemüsesticks mit Dip
250 ml Apfelschorle (100 ml Saft/150 ml Wasser)

Für die Brote:
2 Scheiben Vollkornbrot (120 g)
1 TL Tomatenmark
1 Scheibe gekochten Schinken

Für den Dip:
50 g Magerquark
etwas Mineralwasser
½ TL Currypulver
½ Banane
Salz, Pfeffer

Gemüsestreifen (z. B. Gurke, Paprika, Karotten, Kohlrabi)

1. Eines der beiden Vollkornbrote mit Tomatenmark bestreichen und mit gekochtem Schinken belegen.
2. Dann das andere Brot darüber legen und beide in der Mitte durchschneiden.
3. Für den Dip den Magerquark mit etwas Mineralwasser cremig schlagen.
4. Dann die anderen Zutaten unterrühren.
5. Das Gemüse waschen und in Streifen schneiden. In den Dip tauchen.

Tipp:

Es gibt auch noch andere Moby-Dick-Dips, z. B. Supermans Senf-Dip oder Draculas Tomaten-Dip. Alle Dips basieren auf Magerquark, in den man dann Kräuter und anderes hineinrührt.

Mittagessen

Fischfilet mit Kartoffeln
Karotten-Brokkoli-Gemüse
250 ml Apfelschorle

Für den Fisch:

150 g fettarmer Fisch (Jungen: 200 g), z. B. Seelachs, Zander, Barsch, Kabeljau, Dorsch, Forelle (ohne Soße oder Panade kaufen!!)
1 Zwiebel
200 g Kartoffeln (Jungen: 250 g)
50 g Karotten (Jungen: 150 g)
50 g Brokkoli (Jungen: 150 g)
½ TL Öl (Jungen: 1 TL)
etwas Gemüsebrühe (in Wasser aufgelöst)
1 EL (Jungen: 2 EL) saure Sahne (10 % Fett)
etwas Zitronensaft

1. Kartoffeln gut waschen und ungeschält in Wasser kochen.
2. Währenddessen das Gemüse putzen und in der Brühe andünsten.
3. Dann die saure Sahne unterrühren und würzen.
4. Zwiebel fein hacken und in einer beschichteten Pfanne in Öl anbraten.
5. Fisch dazugeben und fünf Minuten mitdünsten.
6. Kartoffeln abgießen und schälen.
7. Alles auf dem Teller anrichten. Den Fisch mit Zitronensaft beträufeln.

Snack

4 Rippchen Schokolade
oder 17 Lollis oder 17 Bonbons oder 30 Gummibärchen
oder 4 Kugeln Milchspeiseeis
200 ml Mineralwasser

Achtung!

Bei den Mengenangaben zu den Süßigkeiten handelt es sich um eine Wochenration. Rechnerisch wurden sie für diesen Tag eingeplant. Besser ist es allerdings, sich die Süßigkeiten bewusst einzuteilen und nicht alles an einem Tag zu essen.

Abendessen

Sandwich
Karottensalat
250 ml Apfelschorle (50 ml Saft/200 ml Wasser)

Für den Salat:

200 g Karotten
½ kleiner Becher Joghurt (1,5 % Fett)
1 TL Salatöl
3 TL Zitronensaft
Salz
Pfeffer

Zutaten und Zubereitung für das Sandwich siehe Rezeptteil.

1. Für den Karottensalat Joghurt, Öl und Zitronensaft mischen und mit Pfeffer und Salz abschmecken.
2. Karotten dünn schälen, raspeln und sofort mit der Soße mischen.

Samstag

Frühstück

Marmeladen-Quark-Brötchen
1 Glas Trinkschokolade (200 ml fettarme Milch/ 1 EL Kakaopulver)

Für die Brötchen:

2 Vollkorn-brötchen
4 TL Marmelade
1 EL Magerquark

2. Frühstück

Obstsalat
250 ml Apfelschorle (50 ml Saft/200 ml Wasser; Jungen: 300 ml, davon 100 ml Apfelsaft)

Für den Obstsalat:

2 Äpfel
1 Banane
10 große Weintrauben
125 g Ananas (1 Scheibe)
etwas Zitronensaft

1. Alle Zutaten klein schneiden und vermischen.
2. Mit Zitronensaft abschmecken.

Mittagessen

Kartoffelpizza
250 ml Apfelschorle

Zutaten und Zubereitung für ein Blech Pizza siehe Rezeptteil.

Snack

Bananenmilch

Zutaten:
250 ml Milch (1,5 % Fett)
1 reife Banane

1. Banane schälen, in kleine Stücke schneiden und in einen Rührbecher geben.
2. Bananenstücke mit dem Pürierstab oder der Gabel zerquetschen.
3. Milch dazugeben und alles gut durchmixen.

Abendessen

Schinkenbrote mit Quark
Salat
250 ml Apfelschorle (50 ml Saft/200 ml Wasser; Jungen: 300 ml, davon 100 ml Apfelsaft)

Für die Brote:
2 Scheiben Vollkornbrot
2 Scheiben gekochten Schinken
50 g Magerquark (1 gehäufter EL)
1 EL saure Sahne (10 % Fett)
Pfeffer, Salz

Für den Salat:
25 g Eisbergsalat
25 g Feldsalat
75 g rote Paprika
25 g Tomate
50 g Gurke
25 g Kohlrabi
1 Karotte

Für die Salatsoße:

2 EL Zitronensaft
1 TL Obstessig
½ kleiner Becher Joghurt (1,5 % Fett)
frische Kräuter
Salz
Pfeffer

1. Schinken fein hacken.
2. Den Quark mit der sauren Sahne glatt rühren und mit dem Schinken vermengen.
3. Mit Salz und Pfeffer abschmecken.
4. Salatzutaten waschen, klein schneiden und in eine Schüssel geben.
5. Soßenzutaten verrühren und über den Salat gießen.

Sonntag

Frühstück

Schinkenbrot, Joghurt
200 ml Kräuter- oder Früchtetee (Jungen: 250 ml)

Für die Brote:

2 Scheiben Vollkornbrot oder
2 Vollkornbrötchen
2 Scheiben mageren gekochten Schweineschinken
2 TL Halbfettmargarine
Gurkenscheiben zum Belegen

Tipp:

Wer Vollkornbrot nicht mag, kann auch Vollkorntoastbrot oder Roggenmischbrot nehmen.

2. Frühstück

»Dicke Sine«

250 ml Orangensaft
(kein Fruchtsaftgetränk oder Nektar, sondern möglichst frisch gepresst)

250 ml Dickmilch
(1,5 % Fett)
etwas Mineralwasser

1. Orangensaft und Dickmilch verquirlen und in ein Glas füllen.
2. Mit einem Schuss Mineralwasser zum Schäumen bringen.

Mittagessen

Yangtschou-Reis
250 ml Apfelschorle (50 ml Saft/200 ml Wasser)

Zubereitung und Zutaten siehe Rezeptteil. Für diese Altersgruppe werden 200 g Reis empfohlen. (Gekocht gewogen!)

Snack

Fitmacher-Spieße
250 ml Apfelschorle (50 ml Saft/200 ml Wasser;
Jungen: 300 ml, davon 100 ml Apfelsaft)

Zutaten und Zubereitung siehe Rezeptteil.

Abendessen

Doppeldecker-Sandwich
Tomatensalat
250 ml Apfelschorle (50 ml Saft/200 ml Wasser)

Für das Sandwich:
100 g Vollkornbrot
(2 dünne Scheiben)
1 TL Halbfettmargarine
1 Scheibe fettarmer Käse
5 Gurkenscheiben

Für den Tomatensalat:
150 g Tomaten
1 kleine Zwiebel
1 TL Olivenöl
3 TL Balsamico-Essig

1. Brotscheiben mit Margarine bestreichen und halbieren.
2. Je eine Hälfte mit Käse und Gurkenscheiben belegen und mit der anderen Hälfte zusammenklappen.
3. Tomaten und Zwiebeln klein schneiden und in eine Schüssel geben.
4. Öl, Essig, Salz und Pfeffer verrühren und über die Tomaten gießen.

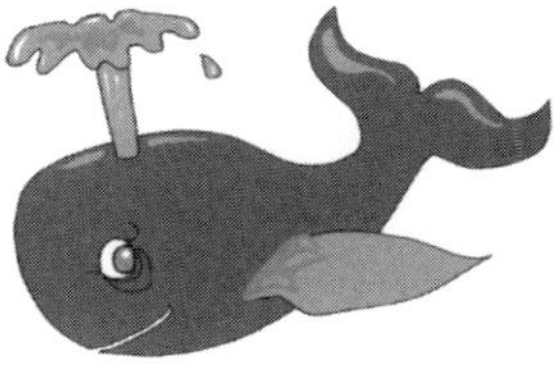

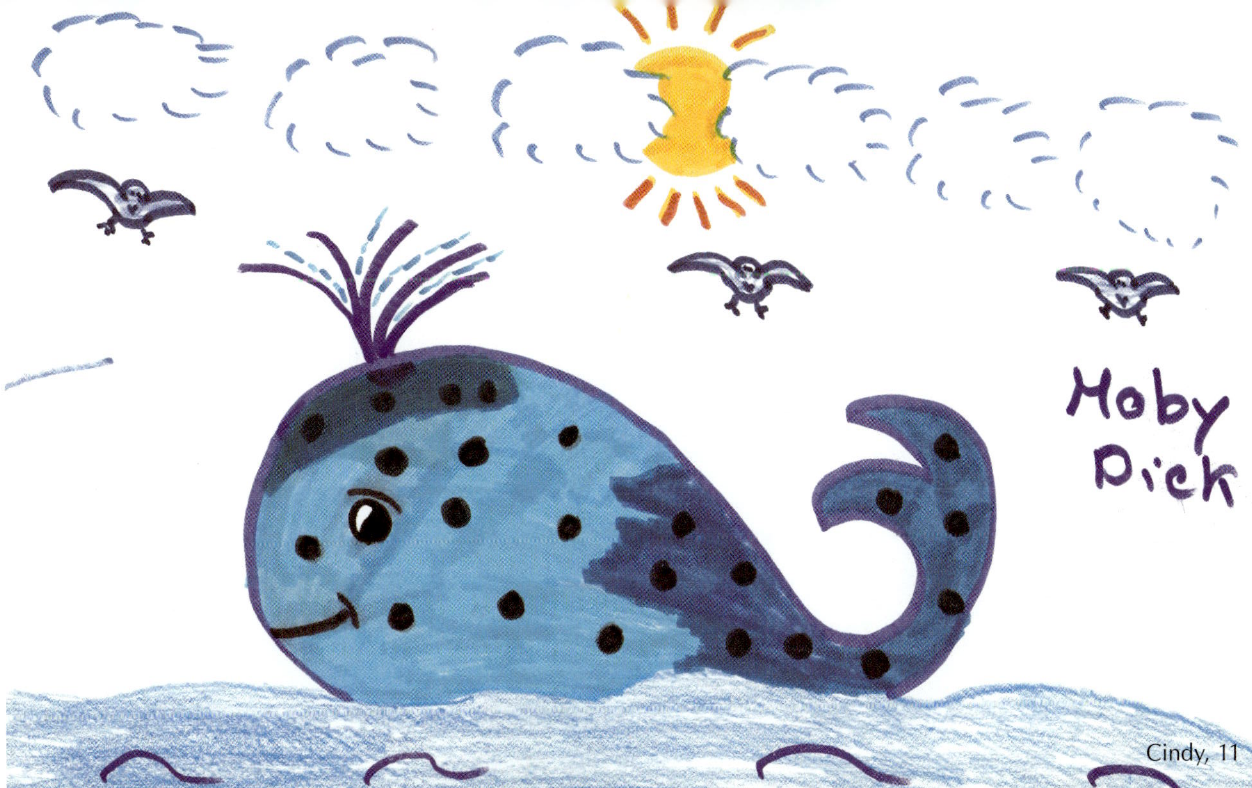

Cindy, 11

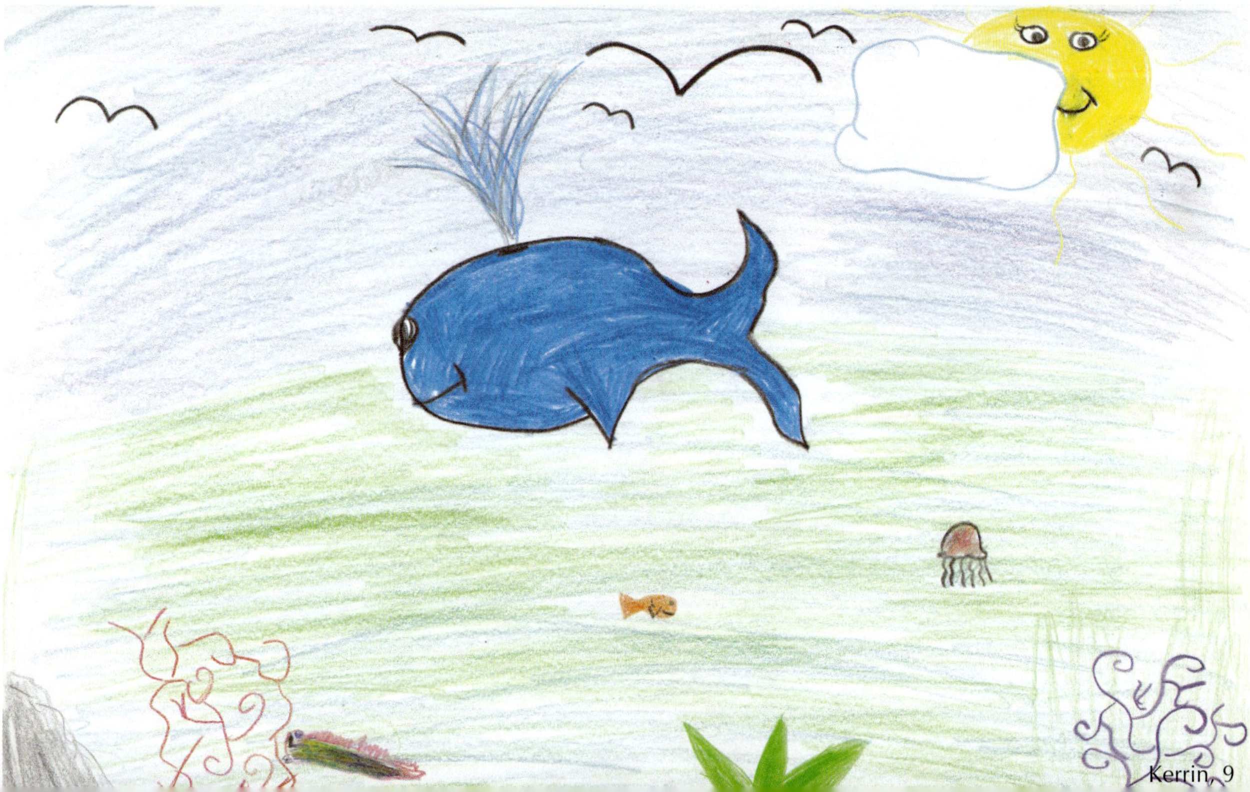

Kerrin, 9

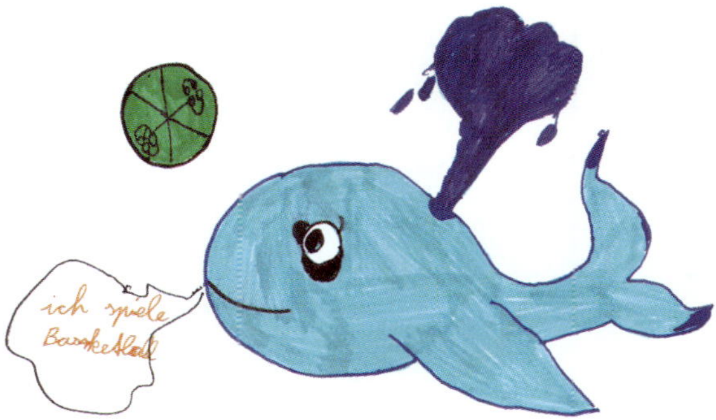

Ilja, 12

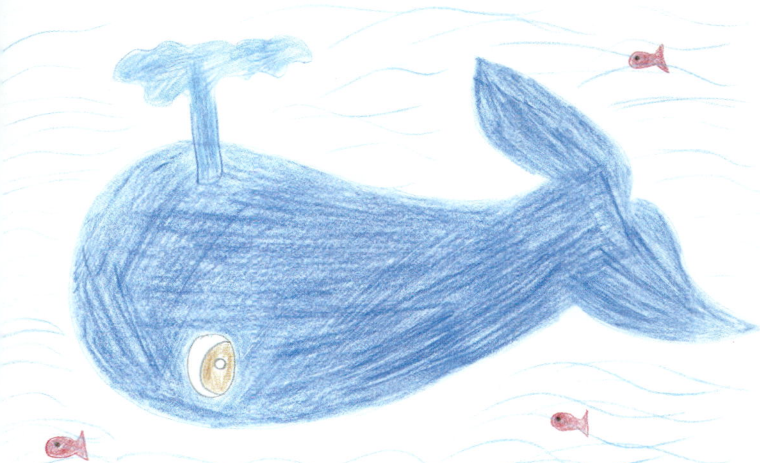

Lara, 8

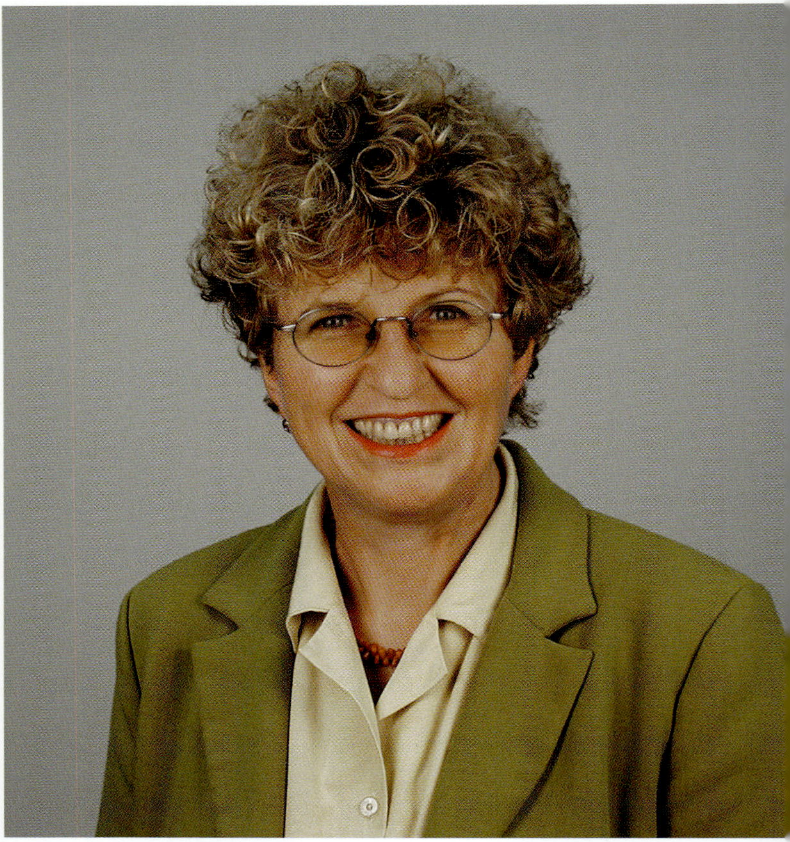

Dr. med. Christiane Petersen, Leiterin des bundesweiten Moby-Dick-Netzwerks

Kapitel 7

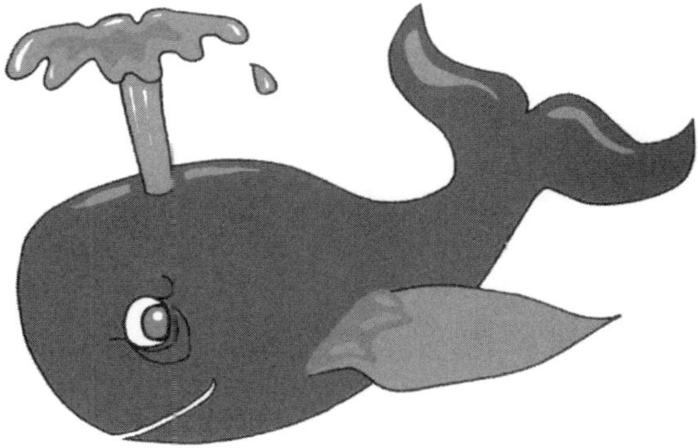

Das Ernährungsquiz

Mit dem folgenden Ratespiel können Sie testen, wie weit Ihr Kind in alltäglichen Ernährungsfragen schon richtig entscheidet. Gehen Sie mit Ihrem Kind gemeinsam die Fragen durch und kreuzen Sie seine Antworten an. Die Auswertung finden Sie im Anschluss an das Ratespiel. Am besten besprechen Sie das Ergebnis mit der ganzen Familie. So können alle etwas dazulernen.

Montags bei Familie Müller

An Schultagen gibt es bei Müllers immer leckeres Müsli zum Frühstück. Mutter Claudia hat alles vorbereitet. Während sie der kleinen Anna ein Pausenbrot schmiert, bittet sie den 11-jährigen Tobias, sich sein Brot selbst zu belegen. Schließlich ist er alt genug. Tobias denkt nach:

1. Wie soll er sein Vollkornbrötchen bestreichen?
   a) mit etwas Butter oder Margarine
   b) mit Frischkäse oder
   c) mit Tomatenmark und Pizzagewürz

2. Und was soll er dann auf sein Vollkornbrötchen legen?
   a) eine Scheibe fettarmen, milden Käse
   b) ein Stück Fleischwurst
   c) zusätzlich noch ein Salatblatt und Gurkenscheiben

Als Durstlöscher füllt Claudia den Kindern Apfelschorle in ihre kleinen Plastikflaschen. Mit Heißhunger stürzt sich Tobias in der ersten großen Pause auf sein selbst belegtes Brötchen. Aber in der zweiten Pause hat er schon wieder Appetit. Am liebsten wäre ihm jetzt etwas Süßes. Tobias steht in der Schulcafeteria.

3. Was soll er nun von seinem Taschengeld kaufen?
   a) ein Schokocroissant
   b) einen Schokoriegel
   c) ein Fruchtjoghurt
   d) frisches Obst, z. B. einen Apfel oder eine Banane

Nach der fünften Stunde ist die Schule aus. Tobias fährt mit dem Schulbus nach Hause und stürmt sofort in die Küche. Anna sitzt schon an ihrem Platz. Die Mutter stellt das Essen auf den Tisch. »Es gibt heute Kartoffeln, Rindfleisch und Brokkoli.« – »Mmm, lecker«, findet Tobias. Aber Anna meckert: »Ich mag keinen Brokkoli!«

4. Was soll Claudia nun machen? Soll sie sagen:
   a) »Gemüse ist gesund, auch du musst es essen. Zumindest ein bisschen!«
   b) »Dann isst du eben nur Kartoffeln und Fleisch.«
   c) »Also gut, dann hol dir eine knackige Paprika aus dem Kühlschrank, die magst du ja.«

Während die drei zu Mittag essen, bewölkt sich der Himmel, und es fängt sogar an zu regnen. »O nein, Mama«, jammert Anna, »wir wollten doch nachher an den Baggersee fahren! Ich hab mich schon so gefreut.« Mama Claudia stimmt zu: »Eine Radtour macht bei dem Wetter wirklich keinen Spaß. Außerdem ist es zum Schwimmen sowieso zu kalt. Aber wir können ja zusammen ...«

5. Was könnten Müllers bei Regen unternehmen?
   a) Wie wäre es mit einem gemütlichen Fernsehnachmittag mit ein oder zwei Videofilmen?
   b) Oder ist ein Regenspaziergang in Regenjacke und Gummistiefeln lustiger, bei dem alle drei kreischend durch die Pfützen springen?
   c) Vielleicht wäre es ja auch nett, einfach mit dem Bus ins Hallenbad zu fahren?

Vor dem Abendessen ist der Vater Christian von der Arbeit gekommen. Jetzt sitzen alle gemütlich um den großen Tisch herum. Christian Müller greift in den Brotkorb.

6. Was soll er sich nehmen?
   a) eine Scheibe kerniges Vollkornbrot
   b) eine Scheibe helles Weizenbrot

Die Kinder wollen gerne etwas Süßes aufs Brot.

7. Wie könnten sie ihr Brot bestreichen?
   a) mit Butter und dick Nuss-Nougat-Creme
   b) mit Magerquark und Honig
   c) mit Magerquark und Marmelade
   d) ganz dünn mit Nuss-Nougat-Creme und ohne Butter

In der Mitte des Tisches steht ein bunter Obst- und Gemüseteller. Der Vater hat alles in Stücke geschnitten und damit auf dem Teller ein lachendes Gesicht gelegt. Tobias schnappt sich eines der Erdbeeraugen. Anna tunkt die Karottennase in einen würzigen Dip (siehe Rezepte in diesem Buch) und knabbert sie weg wie ein Kaninchen. Sie hat den Dip zusammen mit Tobias ganz allein zubereitet!

Nach dem Abendessen ist vor dem Schlafen noch ein bisschen Zeit.

8. Die Müllers müssen sich entscheiden, ob sie ...
   a) noch etwas Lustiges im Fernsehen schauen,
   b) einen Krimi gucken,
   c) gemeinsam ein Spiel spielen oder
   d) einen kleinen Abendspaziergang machen wollen.

9. Und welches Getränk kommt auf den Nachttisch?
   a) warme Milch mit Honig
   b) ungesüßter Kräutertee
   c) ein Glas Cola
   d) ein Glas Wasser

Gute Nacht Tobias und Anna. Schlaft gut!

Auswertung:

Für jede Antwort, die du gegeben hast, kannst du Punkte sammeln. Dazu musst du einfach bei allen zehn Fragen schauen, wie viele Punkte dir deine Antwort bringt.

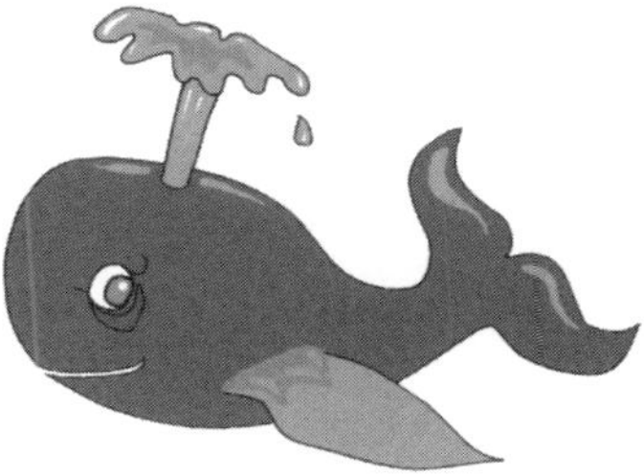

Frage 1

a) 2 Punkte (Butter und Margarine haben einen hohen Fettanteil)

b) 4 Punkte (Frischkäse hat weniger Fett als Butter oder Margarine)

c) 6 Punkte (Tomatenmark hat kaum Fett)

Frage 2

a) 4 Punkte (fettarmer Käse ist gesund und hat viel Kalzium)

b) 2 Punkte (Fleischwurst enthält viel Fett und weniger Eiweiß)

c) 6 Punkte (Salat und Gurke sind gesund und lassen das Brötchen gleich viel leckerer aussehen)

Frage 3

a) 2 Punkte (Schokocroissants haben sehr viel Fett)

b) 0 Punkte (Schokoriegel sind sehr süß und fetthaltig)

c) 4 Punkte (Fruchtjoghurt ist eine tolle kalziumreiche Zwischenmahlzeit)
d) 6 Punkte (frisches Obst ist die ideale Zwischenmahlzeit)

Frage 4

a) 4 Punkte (Kinder sollten bei Tisch jedes Gemüse probieren, auch wenn es nur ein Löffelchen ist)
b) 2 Punkte (Gemüse ist einfach ein prima Fitmacher und sollte immer Bestandteil eines Gerichts sein)
c) 6 Punkte (manche Kinder lehnen bestimmte Gemüsesorten strikt ab, da ist Austauschen besser als ganz auf Gemüse zu verzichten)

Frage 5

a) 2 Punkte (hier kommen körperliche Aktivität und das gemeinsame Erleben zu kurz)
b) 6 Punkte (frische Luft und Bewegung sind optimal für Eltern und Kinder)
c) 6 Punkte (Schwimmen hält fit und macht Spaß)

Frage 6

a) 4 Punkte (Vollkornprodukte sättigen gut und enthalten viele Nährstoffe)
b) 2 Punkte (helle Brote enthalten weniger Nähr- und kaum Ballaststoffe)

Frage 7

a) 0 Punkte (dieser Aufstrich ist sehr süß und fettreich)
b) 4 Punkte (Quark ist ein guter und fettarmer Eiweißlieferant)
c) 4 Punkte (siehe Frage b)
d) 2 Punkte (mit ein wenig Nuss-Nougat-Creme wird der Appetit auf Schokolade oft schon gestillt)

Frage 8

a) 2 Punkte (Lachen tut zwar gut, aber die Aktivität vor dem Fernseher ist sehr gering)

b) 0 Punkte (ein Krimi könnte vielleicht so spannend sein, dass die Kinder danach keinen Schlaf finden)

c) 4 Punkte (ein Spieleabend stärkt den Gemeinschaftssinn)

d) 6 Punkte (frische Luft und Bewegung tun gut und helfen beim Einschlafen)

Frage 9

a) 2 Punkte (wohltuend und schlaffördernd, aber auch relativ kalorienreich)

c) 4 Punkte (ungesüßter Tee ist ein toller Durstlöscher)

d) 0 Punkte (Cola enthält viel Koffein und Zucker)

e) 4 Punkte (Wasser ist immer gesund und Durst löschend)

Jetzt zählst du deine Punkte zusammen und ordnest dein Ergebnis dann einer der beiden Gruppen zu.

10–20 Punkte:

Prima! Du kennst dich schon ganz gut aus, wenn es um Fitness, Bewegung und gesunde Ernährung geht. Du kannst noch mehr Wissen sammeln, indem du zum Beispiel mal einen Ernährungsberater um Rat fragst oder dir von deinen Eltern einige Moby-Dick-Tipps (in diesem Buch zu finden) erklären lässt. Natürlich kannst du dich mit deinen Fragen auch an das Moby-Dick-Team wenden. Es antwortet dir gerne und hilft dir bei der praktischen Umsetzung.

21–44 Punkte:

Bravo! Du hast schon sehr viele tolle Informationen über gesunde Ernährung, Bewegung und Freizeitgestaltung. Vielleicht hast du ja schon einiges in deiner Moby-Dick-Gruppe oder von deinen Eltern gelernt. Immer weiter so! Es gibt noch so viele Dinge, die man tun kann, um immer fitter zu werden. Es wird also nie langweilig!

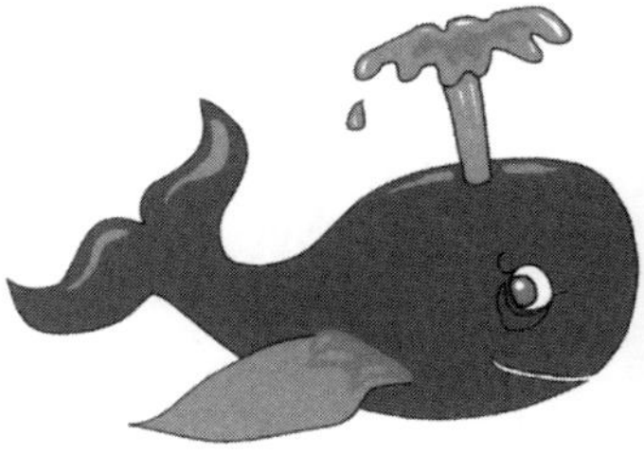

Anhang

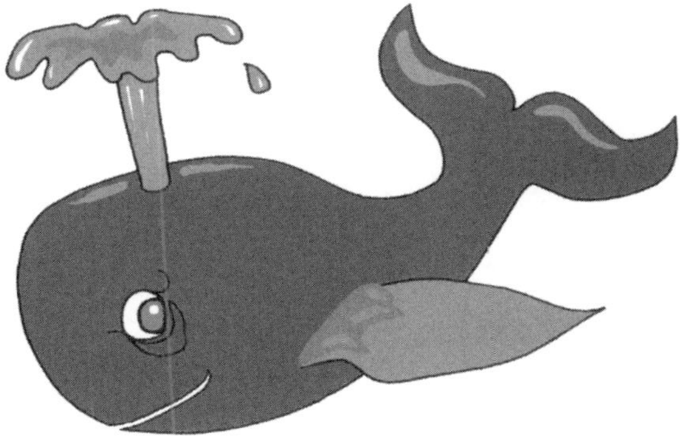

Wo gibt es Moby-Dick-Gruppen?

Zur Zeit wird ein bundesweites Moby-Dick-Netzwerk aufgebaut. Bisher gibt es 20 Netzwerkpartner, die Moby-Dick-Gruppen leiten oder welche aufbauen. Dazu kommt ein Netzwerkpartner in Österreich.

Ob es in Ihrer Nähe eine Gruppe gibt, erfahren Sie über das Internet (www.mobydicknetzwerk.de). Einige Ansprechpartner können Sie auch der folgenden Liste (Stand: November 2003) entnehmen.

Bernhardine Schaefe
Lauterstraße 35
12159 Berlin
Tel.: 0 30/8 51 26 94
Handy: 01 72/3 23 67 98
Fax: 0 30/85 10 35 98
E-Mail: bernhardine.schaefe@mobydickberlin.de
(3 Moby-Dick-Gruppen)

Moby Dick Hamburg
Dr. Christiane Petersen
Lilienstraße 36
20095 Hamburg
Tel.: 0 40/32 52 74 21
Fax: 0 40/32 52 74 22
E-Mail: Christiane.Petersen@mobydickhamburg.de
(Zentrale; 19 Moby-Dick-Gruppen)

Labor für Oecotrophologie
Wedel/Holstein
Kuno-Michael Konopka
Lindenallee 60
20259 Hamburg
Tel./Fax: 0 40/4 30 01 26
(1 Moby-Dick-Gruppe)

Sibylle Patzke
Irene Yesilyurt
Lausitzer Weg 1b
23617 Stockelsdorf
Tel.: 04 51/2 03 49 17
Handy: 01 71/26 86 17 60
01 72/4 54 74 44
Fax: 04 51/4 98 19 06
E-Mail: MobyDickOH@aol.com
(Moby-Dick-Gruppe in Lübeck in Planung)

Johannes Thierjung
Praxis für Naturheilverfahren
Moby Dick – Ein Programm für übergewichtige Kinder
Altperverstraße 78
29410 Salzwedel
Tel.: 0 39 01/2 64 40
Fax: 0 39 01/47 73 74
E-Mail: M-B-D@t-online.de
(1 Moby-Dick-Gruppe)

Sylvia Watolla
Gesundheitsberaterin (ärztl. gepr.)
Plathnerstr. 43
30175 Hannover
Tel.: 05 11/8 56 43 43
Handy: 01 79/6 62 88 59
E-Mail: vialasyl@web.de
(Moby-Dick-Gruppe im Aufbau)

Rosemarie Jakubek
Gesundheitsberaterin (staatl. gepr.)
Plantagenring 16
38154 Königslutter
Tel.: 0 53 53/57 95
E-Mail: RJ.Jakubek@t-online.de
(Moby-Dick-Gruppe in Wolfsburg im Aufbau)

»iss gut«
Praxis für Ernährungsberatung
Dipl.-Oec. troph. Antonia Naber
Dipl.-Oec. troph. Birgit Wickenkamp
Duisburger Straße 16
40477 Düsseldorf
Tel.: 02 11/3 11 99 39
Fax: 02 11/3 11 99 41
E-Mail: WickenkampBirgit@aol.com
(Moby-Dick-Gruppen im Aufbau)

Ernährungsmedizinisches Beratungszentrum
Dr. Mariana Schmitter
Mont-Cenis-Str. 305
44627 Herne
Tel.: 0 23 23/95 95 38
Handy: 01 60/96 22 97 48
E-Mail: drschmitter@surfeu.de
(1 Moby-Dick-Gruppe)

Ernährungs Medizinisches Centrum
Dr. Ute Muhs
Dr. Anna-Maria Wagner-Huesmann
Laarstraße 9
48529 Nordhorn
Tel.: 0 59 21/17 90 21
Fax: 0 59 21/17 90 22
E-Mail: emc-NOH@t-online.de
(Moby-Dick-Gruppen im Aufbau)

Ulrike Turek
Bachemer Straße 240
50935 Köln
Tel.: 02 21/46 66 30
E-Mail: rolfvollmer@t-online.de
(Moby-Dick-Gruppen im Aufbau)

Dr. Ingrid Prassel
Fachärztin für Psychotherapie
Wiener Platz 2
51065 Köln
Tel.: 02 21/9 61 01 56
Fax: 02 21/6 16 16 86
E-Mail: i.prassel@rdh.net
(Moby-Dick-Gruppen im Aufbau)

SERAPHIUM GbR
Ganzheitliches Kreativzentrum
Inh. Klaus Ahlert
Neusser Straße 36
52428 Jülich
Tel.: 0 24 61/62 63 70
Fax: 0 24 61/62 63 71
E-Mail: seraphium@t-online.de
(3 Moby-Dick-Gruppen in Jülich; 2 Moby-Dick-Gruppen in Aachen; Moby-Dick-Gruppe in Düren im Aufbau)

Institut für gesunde Ernährung und Lebensführung (I.G.E.L.)
Dr. Folker Meißner & Heide Baumung GbR
Dollendorfer Straße 46
53639 Königswinter
Tel.: 0 22 44/90 05 03
Fax: 0 22 44/90 05 04
E-Mail: info@igel-onlineshop.de
IgelOpl@aol.com
www.igel-onlineshop.de
(1 Moby-Dick-Gruppe)

Care
Institut für Naturheilkunde und Kosmetik
Naturheilpraxis
Nicole Stritzinger
An der Linde 8
56567 Neuwied
Tel.: 0 26 31/97 90 91
Fax: 0 26 31/97 90 93
E-Mail: care.s@web.de
(**Moby-Dick-Gruppen im Aufbau**)

Iris Binder
Frankenallee 62
60327 Frankfurt a. M.
Tel./Fax: 0 69/75 00 67 67
(**Moby-Dick-Gruppe im Aufbau**)

Naturheilkunde
Barbara Richter
Heilpraktikerin
Weberstraße 3
65604 Elz
Tel.: 0 64 31/5 41 15
E-Mail: Richter-Elz@web.de
(**Moby-Dick-Gruppe im Aufbau**)

Gerlinde Blank
Ernährungsberaterin
Rennershofstraße 13
68163 Mannheim
Tel.: 0 63 24/59 35 99
Handy: 01 74/1 96 35 39
Fax: 0 63 24/92 57 60
E-Mail: Gerlinde.Blank@t-online.de
(1 Moby-Dick-Gruppe in Hasslach;
Moby-Dick-Gruppe in Mannheim im Aufbau)

Femme Vital – Ernährungsberatung
Kim Steublin
Herrenberger Straße 9
72202 Nagold
Tel.: 0 74 52/84 83 41
Fax: 0 74 52/84 83 20
E-Mail: femmevital@ernaehrungsberatung-nagold.de
(1 Moby-Dick-Gruppe in Nagold;
1 Moby-Dick-Gruppe in Tübingen)

Dr. Jutta Kokabi
Dipl.-Oec. troph.
Braunenbergerstr. 23 a
78359 Nenzingen
Tel.: 0 77 71/6 12 87
E-Mail: vigna.grande@t-online.de
(Moby-Dick-Gruppe in Radolfzell im Aufbau)

Moby Dick Wien
Blindengasse 6
A-1080 Wien
Tel.: 01/4 05 78 32
Fax: 01/4 02 93 12
E-Mail: ffv@i-one.at
(1 Moby-Dick-Gruppe)

Moby Dick kostet für jedes Kind pro Monat 103 Euro. Der Beitrag für ein ganzes Jahr beläuft sich auf 1236 Euro. Viele Krankenkassen erstatten einen Teil der Kosten, meistens 80 Prozent. Am besten erkundigen Sie sich direkt bei Ihrer Krankenkasse.

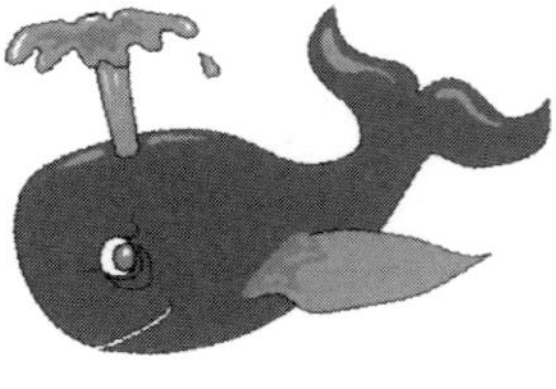

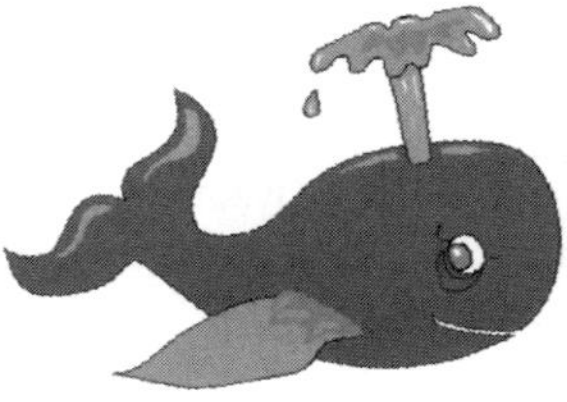

Wie gründe ich selber eine Moby-Dick-Gruppe?

Wenn es bei Ihnen in der Nähe noch keine Moby-Dick-Gruppe gibt, dann können Sie selbst eine gründen. Das Moby-Dick-Netzwerk wird im Franchise-Verfahren aufgebaut. Jeder engagierte Mensch, der ein Herz für die Sorgen und Nöte dicker Kinder hat, kann als selbständiger Unternehmer eine Gruppe ins Leben rufen. Die fachliche Kompetenz für die einzelnen Bereiche muss gegebenenfalls durch Honorarkräfte sichergestellt werden. Nach Unterzeichnung eines Franchise-Vertrags und der Zahlung einer einmaligen Eintrittsgebühr von 500 Euro (für Partner in Deutschland) zuzüglich gesetzlicher Umsatzsteuer erhält er die gewerblichen Schutzrechte sowie das gesamte Know-how. Von den Einnahmen seiner Gruppe muss der Unternehmer zehn Prozent zuzüglich gesetzlicher Umsatzsteuer abführen. Die Gebühren sind absichtlich niedrig gehalten, da eine schnelle und flächendeckende Verbreitung des Moby-Dick-Programms erwünscht ist. Sie als Netzwerkpartner müssen sich allerdings auch verpflichten, verbindliche Qualitätsstandards einzuhalten, wie z. B.:

- ärztliche Untersuchung jedes Kindes zu Beginn der Maßnahme durch den jeweiligen Kinder- und Jugendarzt
- Ernährungsberatung mit praktischen Übungen durch Diplom-Oecotrophologinnen
- Sportunterricht durch Sportpädagogen, Trainer, Physiotherapeuten, Motologen
- Kooperation mit Ärzten, Psychologen, Sozialpädagogen, Familienberatern
- Bereitstellen einer Lehrküche zum Kochen

- Bereitstellen einer Sporthalle für das Bewegungstraining
- Größe der Gruppen: maximal 12–15 Teilnehmer
- Dauer der Maßnahme: 1 Jahr
- wöchentliches Gruppentreffen für insgesamt drei Stunden (1,5 Std. Ernährung, 1,5 Std. Sport)
- alle vier bis sechs Wochen Elternabende.

Rezeptregister

Literatur

Abschlussbericht zum Projekt Moby Dick. Hamburg 2000.

aid Special (Wissenschaftliche Beratung: J. Westenhöfer): Essen & Psyche, Heft 3713/2000, Bonn 2000.

Alexy, U.; Kersting, M.: Ernährung von Kindern und Jugendlichen in Deutschland. In: Med. Welt 10/2001, S. 290–294.

Alexy, U.; Kersting, M.: Was Kinder essen – und was sie essen sollten. Hans Marseille Verlag, München 1999.

Bober, S.; Hamm, M.: Lebensmittelpräferenzen von Kindern zwischen drei und sechs Jahren. In: Hauswirtschaft und Wissenschaft 2/1991.

Boldt, G.; Marquardt, H.; Masson, M.; Petersen, C.: Gesundheit macht Schule. Verlag Schmidt-Römhild, Lübeck 1991.

Cramm, v. D.: Das große GU-Familienkochbuch. Gräfe und Unzer, München 2000.

Cramm, v. D., et al.: Kinder im Schlaraffenland. In: Tabula 2/2002.

Deutsche Gesellschaft für Ernährung (Hrsg.): D-A-CH Referenzwerte für die Nährstoffzufuhr. Umschau/ Braus Verlagsgesellschaft, Frankfurt a. M. 2000.

Deutsche Gesellschaft für Ernährung (Hrsg.): Ernährungsbericht 2000, Frankfurt a. M. 2000.

DGE-aktuell 3/2001: Ernährung in Deutschland – wie verhalten sich Kids und Teens?

DGE-aktuell 1/2001: Übergewicht und Adipositas – eine große Herausforderung an unsere Gesellschaft.

DGE-info 1/2003: Adipositas – Aktuelle Studienergebnisse.

DGE-info 9/1997: Derzeitiges Angebot von »Kinderlebensmitteln« auf dem Lebensmittelmarkt.

DGE-info 10/2001: Leitlinien der Arbeitsgemeinschaft Adipositas im Kindes- und Jugendalter.

DGE-info 2/1999: Therapie der Adipositas im Kindesalter. Wen behandeln: die Kinder oder die Eltern?

DGE-spezial 4/2001: Ernährungsprobleme im Kindes- und Jugendalter.

Generation XXL. In: Spiegel 51/2000.

Hamm, M.: Fit und schlank mit dem GLYX. Midena bei Knaur, München 2003.

Hamm, M.: Knaurs Handbuch Ernährung. Knaur, München 2003.

Hamm, M.; Kappus, W.: Schmecken soll's. Infothek spezial der AOK, 1988.

Korsten-Reck, U.: Adipositas im Kindes- und Jugendalter. In: Ernährung und/oder Medikament. Möglichkeiten und Grenzen der Ernährungsmedizin. Akademie-Verlag, Freiburg 2001, S. 9–18.

Korsten-Reck, U.: Nina macht Mut. Erfolgreich gegen Übergewicht bei Kindern und Jugendlichen. Econ Ullstein List Verlag, Berlin und München 2000.

Lange-Ernst, M. E.; Hamm, M.: Pumuckls Essschule. Georg Lentz Verlag, München 1986.

Laessle, R., et al.: Adipositas im Kindesalter. Springer Verlag, Berlin und Heidelberg 2001.

Petersen, C.: Moby Dick – ein Hamburger Programm zur Sekundärprävention. In: Hamburger Ärzteblatt 5/1999.

Petersen, C.: Moby Dick – Hilfe für übergewichtige Kinder. In: Ernährungsumschau 6/2000.

Petersen, C.: Prävention von Herz-Kreislauf-Erkrankungen bei Grundschulkindern (Hrsg.: Freie und Hansestadt Hamburg, Bezirksamt Bergedorf, Gesundheits- und Umweltamt). Hamburg 1994.

Pudel, V.: Ketchup, Big Mac, Gummibärchen. Essen im Schlaraffenland. Quadriga Verlag, Weinheim 1995.

Pudel, V.: Übergewicht bei Kindern. Forum Ernährungsmedizin. Frankfurt a. M. 1999.

Rohlfing, D.: Lirum, Larum, Löffelstiel. Kochen, Essen, Spaß und Spiel. Eigenverlag, Hamburg 1996.

Schürmann, W.: Gewichtsreduktion im Kindesalter. Diplomarbeit an der Hochschule für angewandte Wissenschaften Hamburg, Fachbereich Ökotrophologie, 2002.

Wabitsch, M.: Adipositas im Kindes- und Jugendalter: Empfehlungen einer Expertengruppe zur Diagnostik und Therapie. In: Zeitschrift für Klinische Pädiatrie 212 (2000).

Wabitsch, M.; Kunze, D.: Adipositas im Kindes- und Jugendalter – Basisinformationen und Leitlinien für Diagnostik und Therapie. In: Monatsschrift Kinderheilkunde 149 (2001).

Wabitsch, M.; Kunze, D.: Adipositas. In: Leitlinien Kinderheilkunde und Jugendmedizin (Hrsg.: D. Reinhardt). Urban & Fischer, München 2002.

Die kleinen Alltagsrätsel für Kinder erklärt

Kinder können einem Löcher in den Bauch fragen: Warum klopft der Specht? Kommen Schnecken mit ihrem Haus auf die Welt? Warum können wir uns nicht selbst kitzeln? Warum reiben Fliegen ständig ihre Beine aneinander? Isabelle Auerbach hat eine unterhaltsame Sammlung unterschiedlichster Kinderfragen zusammengestellt und gibt mit Hilfe zahlreicher Experten spannende und amüsante Antworten darauf. Auch Erwachsene können hier noch etwas lernen!

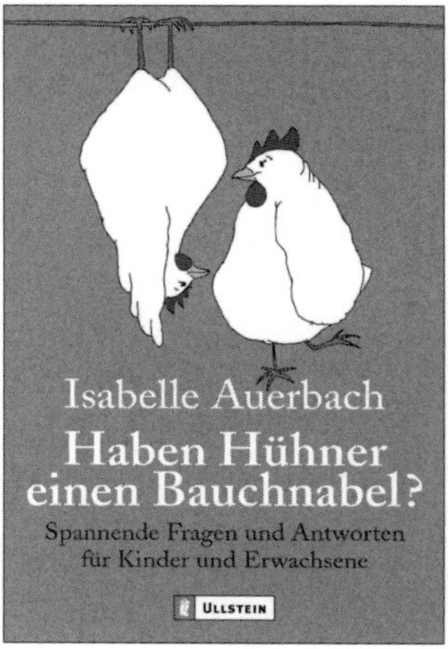

Isabelle Auerbach

Haben Hühner einen Bauchnabel?

Spannende Fragen und Antworten für Kinder und Erwachsene

Originalausgabe

ULLSTEIN TASCHENBUCH

US82

US12